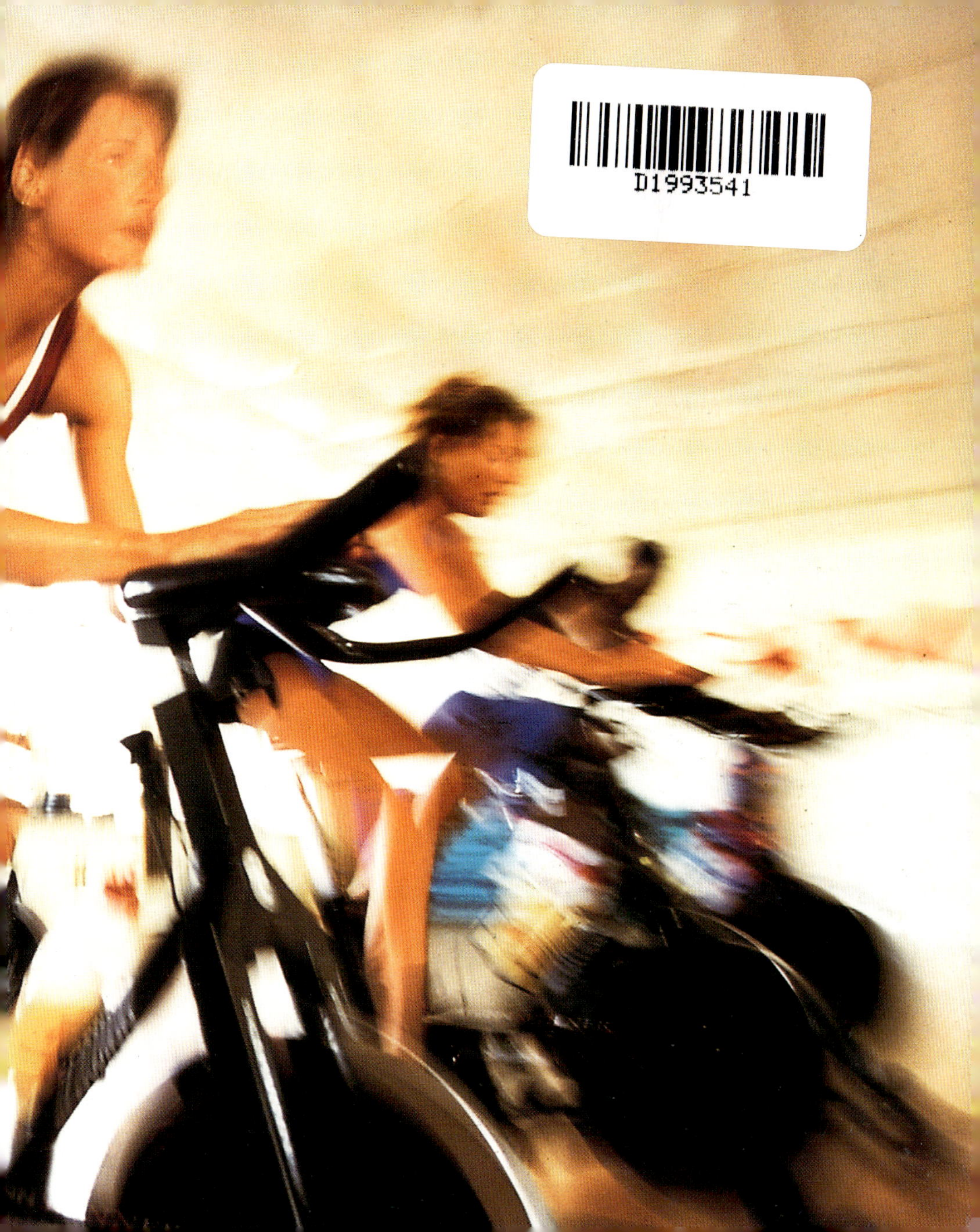

Inhalt

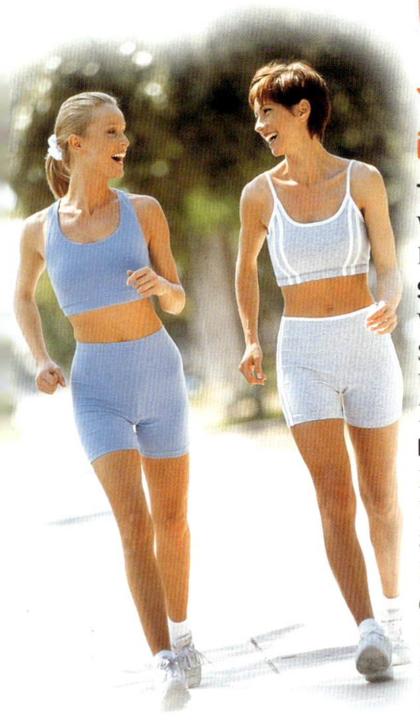

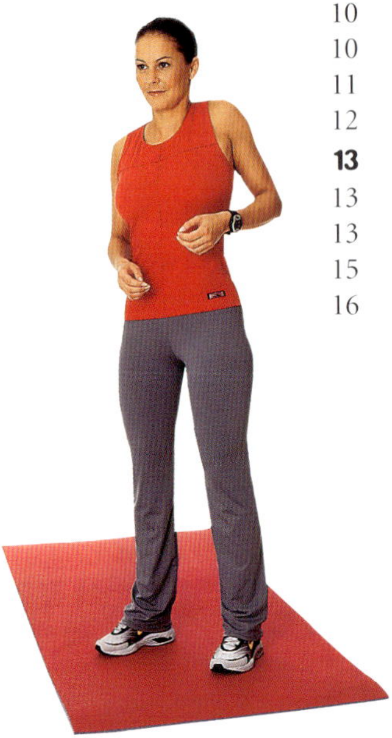

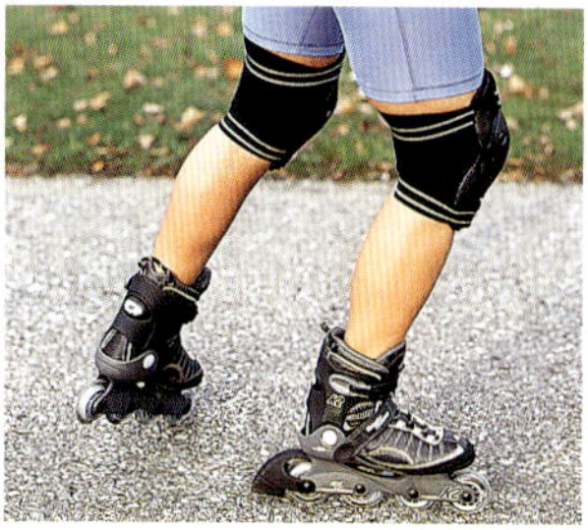

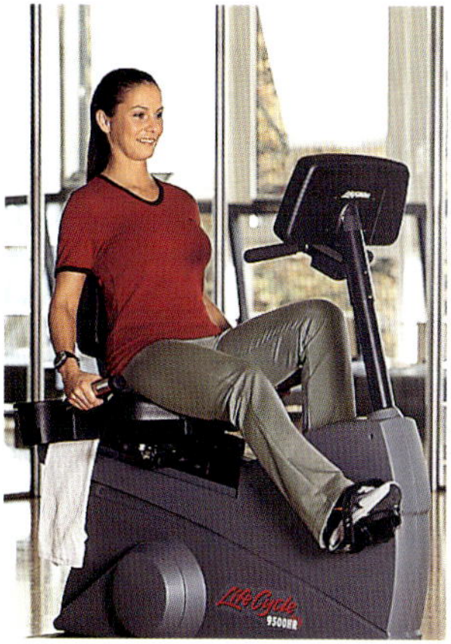

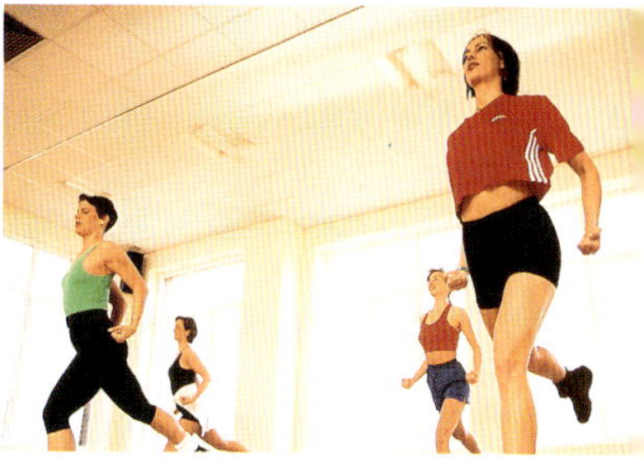

You can get it

… if you really want it!

Möchten Sie wirklich Fett schmelzen lassen und ständig motiviert sein, damit Sie auch dranbleiben? Kein Problem, wenn Sie wissen, was body & mind dazu brauchen. Hier finden Sie nicht nur Infos und die besten Tricks fürs richtige Training, sondern auch wichtige Tipps, wie Sie sich fit und schlank essen und trinken können. Sind Sie jetzt bereit für Ihr Feel-good-Training?

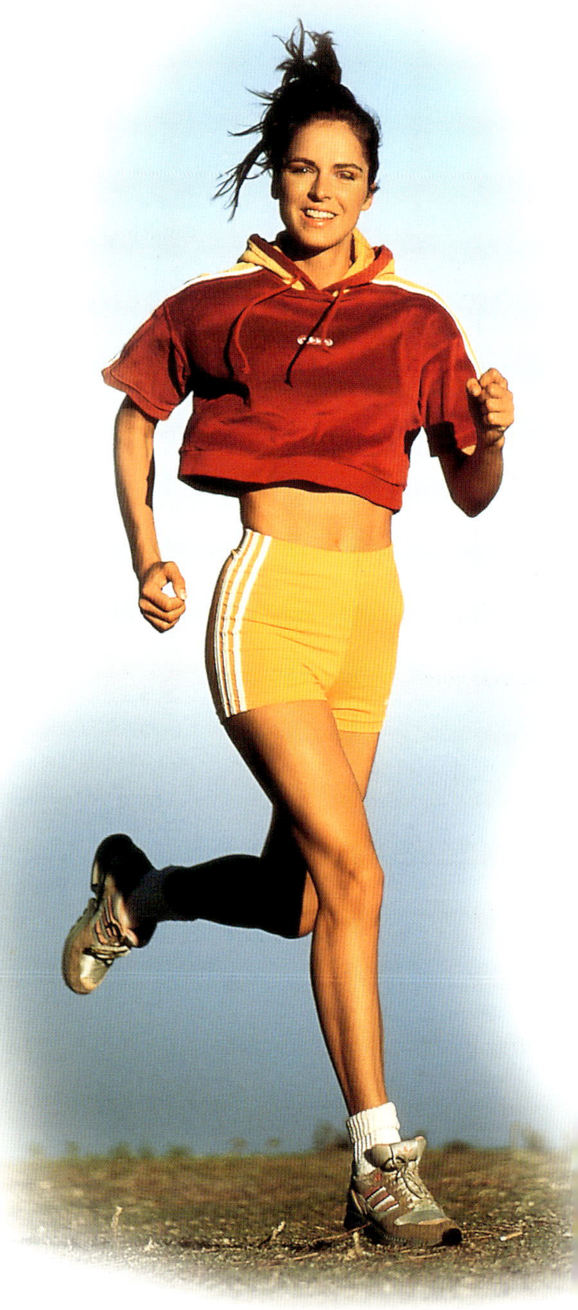

Turn on the motor

Ihr Körper gehört Ihnen! Sie können großen Einfluss auf ihn nehmen – einfach und effektiv, wenn Sie wissen, wie. Dafür ist es wichtig, dass Sie lernen, wie Ihr Körper funktioniert. Sie benötigen vor allem etwas Wissen über die Energiekette und den Stoffwechsel. Das ist ein bisschen wie beim Auto: Das Herz ist der Motor Ihres Körpers. Die Nahrung sein Treibstoff. Die Herzfrequenz die Drehzahl. Nur in einem bestimmten Herzfrequenzbereich (Drehzahlbereich) wird zur Energiegewinnung Körperfett unter der Haut, in und um die Organe abgebaut.

Weniger ist mehr

Gesunde Fettverbrennung findet im Fettstoffwechsel-Trainingsbereich statt. Der liegt im unteren Intensitätsbereich, sogar noch unter dem Wohlfühlbereich. Man hat fast das Gefühl, dass man »überhaupt nicht trainiert«. Überschreiten Sie Ihren persönlichen Fitnesslevel, greifen Sie Ihre Fettreserven nicht an. Sie schießen am Ziel vorbei: Sie bauen Kondition auf, aber das Fett bleibt.

Fettverbrennung funktioniert aerob

Der Körper gewinnt Energie aus Kohlenhydraten und Fett. Fürs Abnehmen ist entscheidend, welchen der beiden Energielieferanten er mehr nutzt und wie er sie nutzt. Grob unterscheidet man die Energiegewinnung in aerob (mit Sauerstoffnutzung) und anaerob (ohne Sauerstoff). Im aeroben Bereich gibt es eine Schwelle, an der der Körper von primärer Fettnutzung auf überwiegend Kohlenhydrate umschaltet, die so genannte Fettschwelle. Die wird von Herz- und Atemfrequenz bestimmt: Je höher die Frequenz, desto weniger Fett wird verbrannt. Die meisten als »aerob« und fettverbrennend verkauften Programme liegen im Intensitätsbereich viel zu hoch.

Sanftes Training hält gesund

Wer regelmäßig im Fettstoffwechselbereich trainiert, beugt außerdem Stress vor. Der Körper schüttet bei gleicher Stressbelastung weniger Stresshormone aus (die das Immunsystem schwächen). Ihre Abwehrkräfte bleiben erhalten und werden sogar verstärkt.

Die optimale Frequenz

Die große Frage ist nun: Wie bestimme ich meinen individuellen Fettstoffwechselbereich? Die *American Heart Association* empfiehlt folgende Berechnungsformel:

220 minus Alter
= Maximal-Puls (MP)
50–60 % des MP
= Gesundheitszone
60–70 % des MP
= Fettverbrennungszone
70–85 % = Aerobe Zone
85–100 % = Anaerobe Zone

Wenn Sie mit dem Trainingsprogramm beginnen und

nicht sehr fit sind, sollten Sie erst einmal im unteren Bereich der gewünschten Zone bleiben.
Um die Herzfrequenz zu messen, gibt es spezielle Herzfrequenz-Uhren im Sportfachhandel.
Allerdings ist Kreislauf nicht gleich Kreislauf. Faustformeln werden letztlich der individuellen Situation nicht gerecht. Es gibt aber eine einfache Methode, individueller zu trainieren.

Mit einem Herzfrequenz-Messgerät können Sie ganz einfach ermitteln, ob Sie beim Training Fett verbrennen oder nicht. Ein Band um die Brust misst Ihre Herzfrequenz, die Armbanduhr zeigt sie an.

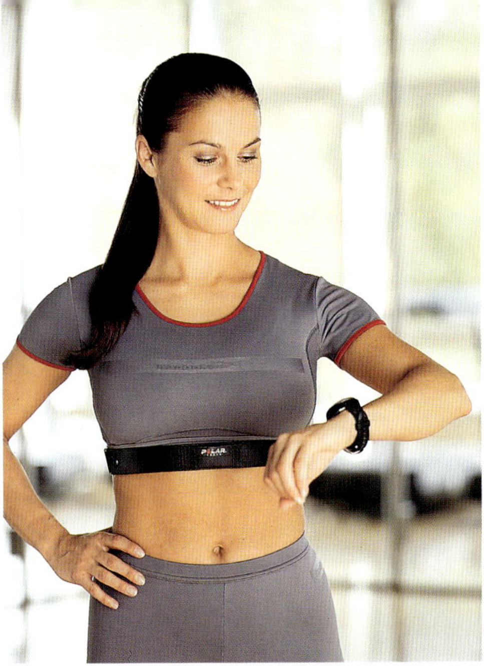

Die Fett-weg-Uhr

Sie ist noch recht neu, erst seit Anfang 1998 auf dem Markt, und das Ergebnis langjähriger Forschungen an führenden Herz-Kreislauf-Forschungsinstituten.

Diese spezielle Testuhr (Polar®-M-Serie) ermittelt Ihre persönliche Fettstoffwechsel-Herzfrequenz, entsprechend Ihrer Tagesform. Sie geben Ihr Alter, Gewicht, Größe, Geschlecht in die Uhr ein. Dann walken oder joggen Sie 10 Minuten lang und steigern dabei alle 2 Minuten die Intensität. Während dieses Testlaufs sucht die Uhr die Untergrenze für Ihr Fettstoffwechseltraining anhand der Herzfrequenzvariation.

Own Zone – täglich neu

Unser Herz schlägt nicht regelmäßig. Je ausgeruhter man ist, desto größer ist das Spiel des Herzens. Beginnt man sich anzustrengen, schlägt das Herz regelmäßig. Genau diesen Punkt sucht die Uhr und definiert damit die *Own Zone Low* oder die untere individuelle Trainingszone. Diese kann je nach körperlichem und geistigem Wohlbefinden täglich variieren. Deshalb ermitteln Sie vor jedem Training während des Warm-Ups 10 Minuten lang aufs Neue Ihre Tages-Own-Zone.
Diese Technologie hilft Ihnen, immer in Ihrem Fettverbrennungsbereich zu bleiben. Denn Ihr Körper reagiert je nach allgemeiner Belastungssituation (vor allem Stress), Nahrungsaufnahme, Uhrzeit, Luftfeuchtigkeit und Temperatur anders auf das Training.

Spaß muss sein

Ein Programm nutzt nur, wenn es realistisch ist. Wir müssen also herausfinden, was zu Ihrem Lebensstil, Ihren Vorlieben und Ihrem Körper passt. Damit Ihrer Motivation nicht gleich wieder die Puste ausgeht.

Welches Training passt zu Ihnen?

Überlegen Sie sich als Erstes, welchem dieser drei Typen Sie eher entsprechen:

O_2-Frau oder Outdoor-Typ: »Ich brauche frische Luft«

Es ist wichtig herauszufinden, *wo* Sie am liebsten Sport treiben! Wenn frische Luft Sie inspiriert und motiviert, dann wäre es von kurzer Dauer, wenn Sie in Ihren vier Wänden trainieren wollten.

K^3-Frau: »Karriere, Kind und keine Zeit«-Typ

Wenn Sie wenig Zeit haben und das Training keinen großen Aufwand erfordern darf, dann ist ein Indoor-Programm zu Hause sinnvoll und wird gut zu Ihrer engen Tagesplanung passen.

Groupie: Nur in der Gruppe macht's Spaß

Kraft und Motivation finden Sie in Ihrer Umgebung. Sie gewinnen wie magisch Energie, wenn Sie mit Menschen zusammen sind. Das Fitness-Center, Gruppenkurse, Walk- oder Lauftreffs sind das Richtige für Sie.

➤ Erkennen Sie sich wieder? Vielleicht sind Sie ja ein Mischtyp. Übrigens: Manchmal passiert durch Bewegung Erstaunliches – plötzlich hat man Lust auf ganz Ungewohntes …

Welcher Figurtyp sind Sie?

Ein amerikanischer Arzt hat 40 Jahre lang eine Studie über Körpertypen gemacht. Er untersuchte über 50 000 verschiedene Menschen und ist dabei auf 88 unterschiedliche Körpertypen gekommen. Ich habe es etwas einfacher gemacht, indem ich vier Haupttypen unterscheide. Merken Sie sich, welchem Typ Sie am ehesten entsprechen, oder ob Sie – wie viele – ein Mischtyp sind. Beim Trainingsprogramm finden Sie immer Hinweise darauf, für welchen Typ die Übungen besonders geeignet sind.

Apfelfigur

Das Fett sammelt sich am Rumpf und an den Armen. Die Beine sind eher schlank. Menschen, die diese Art Figur haben, tragen das Fett nicht nur äußerlich sichtbar, sondern auch in den Muskeln und Organen, vor allem in Leber und Herz. Frauen mit dieser Figur haben normalerweise sehr schön geformte Beine.

➤ Mit der Fettverbrennung muss man auch ein Muskelausdauerprogramm mit Betonung auf die Arme, den Rücken und den Bauch durchführen.

Birnenfigur

Hier sind die Arme und der Oberkörper eher schlank. Die Hüften und Oberschenkel dagegen sind gut gepolstert. Wenn Sie Fett verbrennen, dann normalerweise zuerst oberhalb der Taille.

➤ Gezieltes Muskeltraining für den Oberkörper als Ausgleich ist auch hier angesagt!

Spargelfigur

Sie haben lange Arme und Beine. Wenn Sie Fett ansammeln, ist es normalerweise gleichmäßig verteilt. Sie nehmen schnell ab und bauen schwer Muskelmasse auf.

➤ Ein Ganzkörpermuskelprogramm ist die beste Empfehlung für Sie.

Paprikafigur

Der Knochenbau ist etwas schwerer, Arme und Beine oft kurz. Der Körper ist eher muskulös, was aber reichlich Unterhautfett verbirgt.

➤ Wir wollen am Anfang keinen großen Muskelaufbau, sondern eher Muskelmobilisation mit leichter Muskelkraftausdauer, damit die Muskeln elastisch und widerstandsfähig werden.

Stichwort Zellulite

Schöne glatte Beine ohne Dellen, ohne geplatzte Äderchen sind der Wunsch jeder Frau. Leider gibt es genetische Veranlagungen: Wenn Ihre Mutter Krampfadern oder Zellulite hat, kann Ihnen das auch blühen. Wenn Ihr Vater auch Krampfadern hat, ist das genetische Risiko doppelt so hoch.
Schwaches Bindegewebe und die daraus resultierende Zellulite sind nicht nur für die Birnenfigur ein Problem. Auch Spargelfrauen leiden unter »Reiterhosen«!

Das macht Dellen

Ständiges Ab- und Zunehmen, falsche Ernährung, zu viel Koffein, Einnahme von Hormonpräparaten und, weniger bekannt, die falsche Auswahl an Sportarten oder das falsche Training begünstigen Zellulite.

Nichts für schwaches Bindegewebe

Nach einem Aerobic-Kurs sehen die Beine von Teilnehmerinnen oft weich aus und weisen richtige Dellen auf. Diese werden nach ein paar Stunden wieder normal, aber oft bleiben geplatzte Äderchen zurück.

- Allein die Schwerkraft zieht unsere Haut bei jeder Bewegung leicht nach unten. Beim Laufen oder Springen, einem Aufprall vom 3- bis 5-fachen unseres Körpergewichtes, wird das Bindegewebe richtig strapaziert. Mit zunehmendem Alter wird das Bindegewebe weniger elastisch, die Zellen verlieren Elastin und Kollagen. Eine erbliche Anlage beschleunigt diese Prozesse.
- Wenn Sie Zellulite haben, ist vermutlich Ihre Durchblutung schlecht. Durch Aufprall- und Stoßbewegungen wird plötzlich viel Blut in die

Venen, Arterien und Kapillaren gepumpt. Die schwachen Gefäßwände sind überfordert. Es kommt zu Stauungen und geplatzten Äderchen. Giftstoffe können nicht richtig abtransportiert werden.

Meine Empfehlung: Aufprall vermeiden!

Haben Sie ein schwaches Bindegewebe (auch im Gesicht)? Neigen Sie zu geplatzten Äderchen?

- Dann empfehle ich Ihnen eine Sportart ohne großen Aufprall wie Walking, Inlineskating, Schwimmen oder Radfahren.
- Wenn Sie auch unter Inkontinenz leiden (das heißt eine schwache Blase haben), rate ich Ihnen ebenfalls zu den erwähnten Sportarten.
- Wenn Sie der Zellulite wirklich den Krieg erklären wollen, fangen Sie sofort mit Aquajogging an (Seite 39)!
- Wenn Sie gerne joggen, tun Sie es nicht so oft, zum Beispiel einmal wöchentlich laufen und zweimal walken.

tipp:

DAS RICHTIGE OUTFIT

Bequemlichkeit und Funktionalität sind angesagt. Ich rate zum »Zwiebel-Look«, vor allem, wenn Sie im Freien trainieren.

- Es empfiehlt sich, einen gut stützenden Sport-BH zu tragen. Darüber ein anliegendes T-Shirt oder Trainingsoberteil aus Funktionsstoff, darüber ein Sweatshirt mit Kapuze.
- Hosen (am besten aus Funktionsstoff) sollten locker sitzen oder aus Stretchmaterial sein. Beim Radfahren sollten die Hosen unten eng sein, oder Sie stecken sie in die Socken. Wenn Sie im Winter im Freien trainieren, sollten Sie lange Hosen anziehen. Die Kniegelenke brauchen Wärme!
- Tragen Sie immer Socken, die den Fußschweiß absorbieren.
- Beim Kauf der Schuhe sollten Sie nicht sparen. Ein guter Schuh dämpft die Stöße, die jeder Schritt verursacht. Und er ist so groß, dass Sie Halt haben, aber die Zehen spreizen können und vor dem großen Zeh noch ein Daumenbreit Platz ist. Für unsere Programme empfehle ich Ihnen gute Crosstraining-Schuhe mit abgerundeter Ferse oder Laufschuhe. Nehmen Sie sich die Zeit, einen guten Sportfachhändler zu suchen und sich beraten zu lassen.
- Tipps zu Inlineskating, Biking und Aquajogging ab Seite24.

Und achten Sie darauf, dass Sie eine gute Mittelfußlauftechnik (Seite 23) anwenden!

Und wenn Sie schwanger sind …

Auch Schwangeren empfehle ich Ausdauersportarten, bei denen nicht gesprungen wird, da das Bindegewebe weicher, Gebärmutter und Busen schwerer sind. Mit dieser Vorsichtsmaßnahme vermeiden Sie mögliche Zellulite, geplatzte Äderchen und später Inkontinenz! Das gilt auch für eingefleischte Läuferinnen.

Dieser kleine Verzicht ist eine lohnende Investition in die Gesundheit und Schönheit nach der Schwangerschaft!

info:

Gesundheitscheck

Egal, wie alt Sie sind, ein Gesundheitscheck ist unentbehrlich, bevor Sie mit Ihrem Fatburner-Programm anfangen. Ein Problem mit der Schilddrüse kann zum Beispiel der Grund sein, warum Sie nicht effizient Fett verbrennen können. Wenn Knie oder Wirbelsäule zwicken oder schmerzen, lassen Sie sich vom Orthopäden untersuchen. Und nehmen Sie maßgeschneiderte Sporteinlagen für die Turnschuhe!

Check-Up-Liste

Herz · Blutdruck · Ruhepuls · Lungen · Blutwerte: Cholesterin, Homocystein, Zucker · Harnsäure · Schilddrüse · Belastungs-EKG · Lungenvolumen.

Ihr Arzt sollte Ihnen aufgrund der Testergebnisse seine Trainingsempfehlungen erklären. Je mehr Sie über sich und Ihre innere Gesundheit wissen, desto genauer können Sie auch auf eine Problematik eingehen. Wenn keine Einschränkungen vorliegen, haben Sie auf allen Straßen grünes Licht!

Essentials zum Thema Ernährung

Perfekt ergänzt wird unser Fatburner-Programm durch eine gesunde Ernährung.

Bloß keine Blitzdiät

Ernährungs- und Diättipps gibt's wie Sand am Meer – alle Medien sind voll davon. Und deshalb wissen wir alle, dass einseitige Blitzdiäten nicht viel bringen. Gesünder und letztlich effektiver ist es, weniger Süßigkeiten, weniger tierisches Fett und mehr kohlenhydratreiche Nahrung zu essen. Wir hören trotzdem jede Woche von einer Wunderdiät mit Blitzerfolg oder der neuesten Wunderpille. Wunder dieser Art gibt es aber nicht. Es gibt nur eines: Selbstverantwortung, Selbstdisziplin und Ehrlichkeit gegenüber Ihrem Essverhalten aufzubringen.
Auf Seite 46 empfehle ich Ihnen einige gute Bücher über gesunde Ernährung.

Dünner Erfolg

Manche Frauen meinen, wenn sie abnähmen, würden sie schöner, erfolgreicher und selbstsicherer. Was sie nicht verstehen: Alle diese Werte müssen erst innerlich entwickelt werden, bevor sie nach außen wirken.
Gute, gesunde Ernährung führt dazu, dass wir uns automatisch energievoller fühlen – und das strahlen wir auch aus! Die Haut hat einen anderen Teint und reflektiert das innere Wohlbefinden.

Wer zu dünn ist, altert übrigens schneller. Frauen kommen oft früher in die Wechseljahre, weil sie nicht genügend Östrogene produzieren.

First Steps

- Ein erster Schritt, um mehr Selbstsicherheit zu gewinnen: Listen Sie doch einfach mal alle Ihre guten Eigenschaften auf!
- Schauen Sie sich im Spiegel an, wie Ihre Mundwinkel im entspannten Zustand

sind. Gehen sie nach unten oder oben? Wenn sie nach unten gehen, würde ich ein paar Kalorien extra aufwenden, um die Mundwinkel nach oben zu trainieren! Auch wenn Sie essen!

➤ Pflegen Sie positive Gedanken, statt immer gleich schwarz zu sehen. Das verhilft Ihnen zu einer positiven inneren Energie, die Sie auch ausstrahlen werden!

Bewusster essen

➤ Schreiben Sie alles auf, was Sie essen: an zwei Tagen unter der Woche und einem Tag am Wochenende (oder einem Nicht-Arbeitstag). Notieren Sie die Uhrzeit und die ungefähre Menge … und listen Sie wirklich alles auf.

Schauen Sie die Liste an und entscheiden Sie sich, welchen ersten Schritt Sie machen könnten, um ein bisschen vernünftiger oder gesünder zu essen. Fangen Sie mit einer Änderung an. Zum Beispiel: Achten Sie auf doppeltes Fett. Wenn Sie ein Käsebrot essen, tun Sie keine Butter aufs Brot. Wenn Sie ein Sandwich kaufen, nehmen Sie eins ohne Mayonnaise. Wenn Sie ein Gericht bestellen, dann ohne fette Sauce.

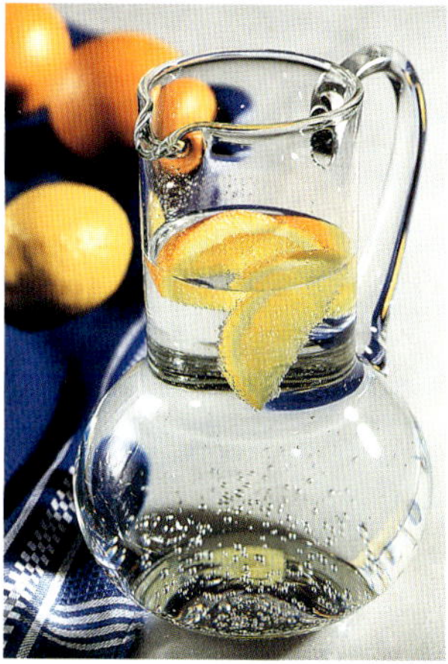

Viel stilles Wasser ist ein Fatburner-Muss. Zitrone gibt Geschmack und unterstützt die Wirkung.

Sind Sie Esser oder Trinker?

Stellen Sie sich vor, Sie haben einige Stunden nichts gegessen oder getrunken. Auf einem Tisch stehen ein Getränk und ein leckeres Sandwich. Was tun Sie zuerst? Trinken Sie oder essen Sie?

Ich zum Beispiel bin ein Esser und viele von Ihnen sicher auch! Was wir wissen sollten: Wenn wir lange nichts getrunken und gegessen haben, muss unser Wasserverlust zuerst ersetzt werden. Oft entsteht Heißhunger, weil wir unbewusst die fehlende Flüssigkeit in der Nahrung suchen.

Ich habe gelernt, durch kleine Tricks zuerst zu trinken. Es hat mir auch geholfen, mein Gewicht in Schach zu halten. Sicher hilft es Ihnen ebenso!

Trink-Tricks!

➤ Immer griffbereit: eine große Flasche oder ein Krug stilles Wasser – Sie trinken aber aus einem kleinen Glas. In jeder Pause trinken Sie das Glas leer und füllen es wieder nach. Wenn Sie um 8 Uhr anfangen, sollte Ihr Ziel sein, bis 12 Uhr mindestens 1 bis 1,5 Liter getrunken zu haben.

➤ Sie nehmen ein großes Glas mit 0,4 bis 0,5 Liter oder einen Krug, und jedes Mal, wenn Sie Pause haben oder info:

TRINKEN SIE STILLES WASSER!

Mineralwasser mit Kohlensäure ist eher ein Genussmittel. Lange bevor Ihr Körper genügend Flüssigkeit bekommt, haben Sie einen Blähbauch und können nichts mehr trinken! Kräutertees sind gesund, aber müssen auch als Genussmittel betrachtet werden. Kaffee und schwarzer Tee entziehen dem Körper Wasser!

Ideal ist stilles Wasser, mindestens 1,5 Liter täglich, denn …
- zu wenig Flüssigkeit führt zu frühzeitiger Faltenbildung, macht alt und müde; die inneren Organe werden ausgetrocknet, was zu Krankheiten führen kann
- es reinigt den Körper und befreit ihn von Giftstoffen
- es unterstützt die Funktion der Nieren und der Leber
- es füllt die Zellen und verlangsamt dort bei Anstrengung die Milchsäurebildung (die die Fettverbrennung verhindert)
- Sie sind wacher und haben mehr Energie!

daran denken, trinken Sie 10 bis 15 Schlucke. Zählen Sie die Schlucke genau! Nehmen Sie es wie ein gesundes Medikament!

Clever abspecken

- Denken Sie realistisch. Sie können nur dann auf Dauer erfolgreich sein, wenn Sie Änderungen schrittweise einführen. Wichtig: Sie müssen mögen, was Sie essen. Manches müssen Sie mögen lernen, und das braucht Zeit.
- Machen Sie jede Mahlzeit zu einem kleinen Fest. Nehmen Sie sich Zeit fürs Essen.
- Planen Sie, was Sie einkaufen, damit Sie immer das Richtige vorrätig haben. Das fordert etwas Wissen, Kreativität und Selbstdisziplin.
- Leben Sie nicht nach der Waage. Lernen Sie, sich selbst zu mögen! Entwickeln Sie ein Gefühl für Ihren Körper von innen heraus. Weniger Fett zu haben, heißt nicht immer, weniger zu wiegen. Wenn Sie Fett abbauen und dafür mehr Muskelmasse durch intelligentes Training bekommen, kann es sein, dass Sie Ihr Gewicht halten oder sogar zunehmen … aber dafür sind Sie schlanker und haben einen viel schöneren Körper. Mein Vorschlag: Werfen Sie Ihre Waage weg!

Ess-Stress

Denken Sie ständig ans Essen, wissen Sie nicht mehr, ob Sie Hunger haben oder nicht? Sind Sie ständig auf Diät? Essen Sie den ganzen Tag nichts – aus irgendwelchen »guten Gründen«? Dann sollten Sie in den Spiegel schauen und versuchen, sehr ehrlich mit sich selbst zu sein! Heutzutage leidet ein hoher Prozentsatz von Frauen zwischen 12 und 50 Jahren an Essstörungen. Sogar Männer, vor allem Sportler, leiden darunter. Wenn Sie meinen, dass Sie so ein Problem haben, finden Sie auf Seite 46 Adressen, wo Sie sich beraten lassen können.

Get up – get going

Wir sind fast startbereit! Vorab noch ein paar Tipps für Ihren Fatburner-Tag:

In die Gänge kommen

➤ Stehen Sie etwas früher auf. Je mehr Stunden Sie wach sind, desto mehr Energie verbrauchen Sie!
➤ Trainieren Sie gegen Ihren Biorhythmus – etwa als Morgenmuffel frühmorgens. Das regt den Stoffwechsel an!
➤ Wenn Sie viel sitzen, stehen Sie öfter auf. Lassen Sie nicht die Kollegin den Kaffee holen, holen Sie ihn selbst!
➤ Grundsätzlich die Treppen benutzen, auch auf einer Rolltreppe hochsteigen!
➤ Auto weiter weg parken.
➤ Zu Fuß in die Arbeit – bis zu 4 km sind machbar (einfach früher aufbrechen)! Hilft auch abends abzuschalten. Ziehen Sie Sportschuhe an (Pumps in die Tasche – wie es die fitten Leute in New York City machen!)

Stabilisation

Trainieren Sie nicht einfach drauflos. Das kann ins Auge gehen. Ein paar Dinge sollten Sie vorher wissen und üben!

Das Geheimnis der Kraft und des Gleichgewichts

Wenn wir uns nicht gerade entspannen, müssen wir innerlich stark und stabil sein. Im Alltag und bei allen hier vorgestellten Trainingsformen brauchen Sie die innere muskuläre Stabilität. Erst dann haben Sie tatsächlich die richtige Körperhaltung und schützen dabei Ihre Wirbelsäule, Ihre Knie- und Sprunggelenke.
Sie werden zwei Bewegungsabläufe lernen, die sicherlich ungewohnt für Sie sind. Probieren Sie sie einfach mal aus! Wenn Sie diese Übungen beherrschen und regelmäßig machen, werden Sie Ihre Ziele schneller erreichen!
Hier also einige kleine, aber feine Übungen zur Stabilisation, für eine gute Haltung und einen flachen Bauch:

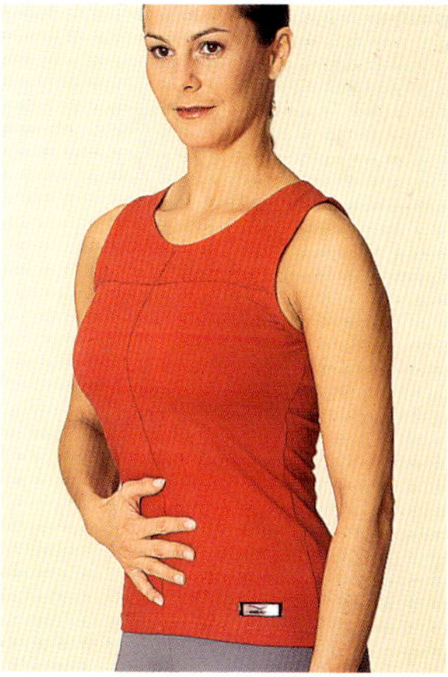

Bauch einziehen!

1. Legen Sie eine Hand auf den Bauch, den Daumen über den Nabel, Finger auf den unteren Bauch. Drücken Sie den Bauch nur durch Muskelkraft nach außen.
2. Ziehen Sie dann die Bauchmuskeln tief nach innen und leicht nach oben.

Diese kleine Aktion geschieht nur durch die Bewegung der Bauchmuskulatur. Ihr Gehirn gibt den Muskeln die Anweisung und die Muskeln sollten gehorchen! Diesen neuromuskulären Ablauf nenne ich *Innervation* der Muskulatur.

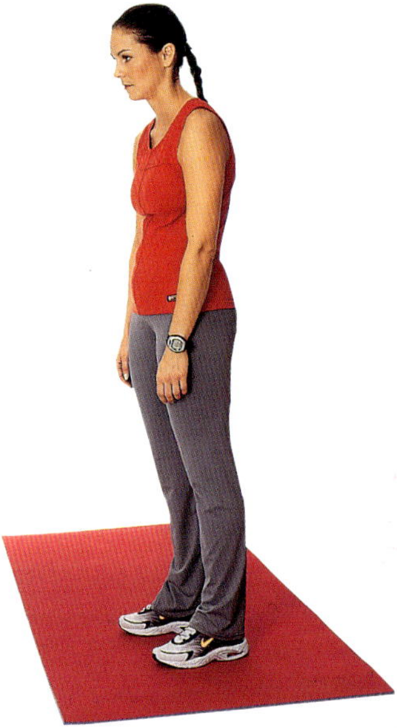

Optimal ist es, wenn Sie die Bauchmuskeln innen halten und gleichzeitig ein Gespräch führen können. Es bedarf dazu etwas Übung.

➤ Machen Sie diese kleine Übung *öfters am Tag*.

Auch bei Bauchübungen sollten Sie den Bauch immer konstant nach innen halten.

Damit Sie auch mit eingezogenem Bauch noch genügend Luft bekommen, müssen Sie lernen, anders zu atmen.

Lungenatmung

1. Setzen Sie die Fingerspitzen auf die unteren Rippen. Atmen Sie durch die Nase ein und füllen Sie die Lungen auf. Hierbei den Brustkorb weiten und die Rippen richtig auseinander ziehen.

Die Kombination

1. Richten Sie den Rumpf ganz auf und ziehen Sie den Bauch tief nach innen.
2. Atmen Sie in den Brustkorb ein, beim Ausatmen ziehen Sie den Bauch noch ein Stückchen mehr nach innen.

Die Brustkorbatmung ist ungewohnt, aber effektiv. Jeder gut trainierte Balletttänzer arbeitet und tanzt nur so. Das hervorragende Gleichgewicht und die perfekte Körperhaltung eines Tänzers kann auch Ihnen gehören, wenn Sie die Kombination beherrschen.

Doppelkinn machen!

Ein langer, entspannter Hals macht schön und beugt Kopfschmerzen und Nackenverspannungen vor.

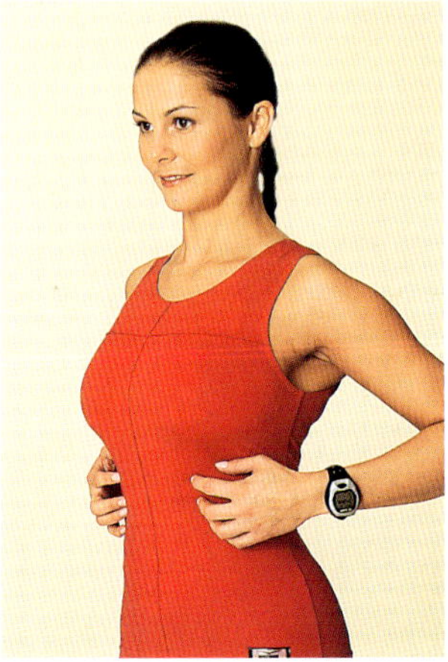

Lungenatmung mit eingezogenem Bauch und »Doppelkinn«.

1. Ziehen Sie einfach das Kinn nach innen, als würden Sie ein Doppelkinn machen. Wenn Sie's richtig machen, spüren Sie einen angenehmen Zug im Nacken.

Rückenstabilisation

1. Ziehen Sie die Schulterblätter nach unten und nach innen zusammen.
2. Wieder lockern. Nochmals probieren.

Führen Sie diese kleine Innervation *mehrmals täglich* aus, stabilisieren Sie sich und gewinnen Sie dadurch eine

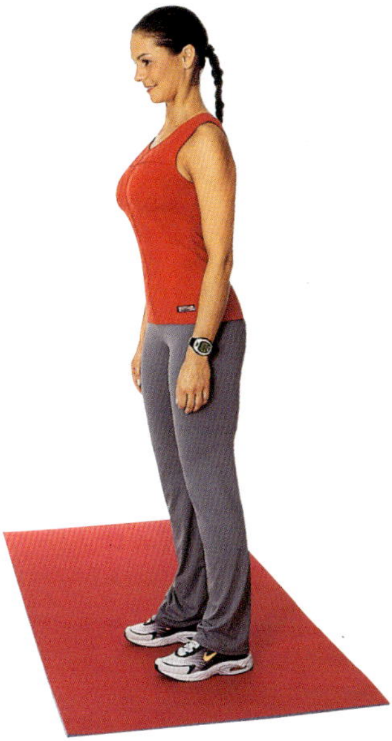

SO STEHEN UND TRAINIEREN SIE PERFEKT!

Foto links – falsche Haltung:
- *Hals überstreckt*
- *Rundrücken*
- *Becken vorn, Bauch nach außen*

Foto rechts – richtige Haltung:
- *Doppelkinn*
- *Schulterblätter unten und leicht zusammen*
- *Bauch nach innen gezogen*

positive Körperhaltung. Die Brust wird »geöffnet«, Sie fühlen sich kraftvoller und selbstsicherer, Ihr Training wird so genauer und dadurch erfolgreicher. Und Sie sehen schon schlanker aus!

Das Warm-up

Je besser Sie Ihren ganzen Körper aufwärmen, desto erfolgreicher und verletzungsfreier ist Ihr Training. Die großen Muskeln müssen richtig mit Blut versorgt werden, ebenso die Gelenke.

➤ Machen Sie vor jedem Training ungefähr 10 Minuten lang ein Warm-up. Nehmen Sie sich Zeit für Problemzonen wie Schultergürtel, Knie, Sprunggelenke.

➤ Gehen Sie jede Sportart langsam und locker an. Wenn Sie joggen, walken Sie erst sechs Minuten, damit Muskeln, Sehnen und Bänder warm werden können.

➤ Mit der Herzfrequenz-Uhr und dem kleinen Test können Sie in Ihren Körper hineinsehen. Das zeigt Ihnen genau, wie Ihre Herzfrequenz mit der Anstrengung steigt.

Schulterkreisen

1. Arme im 90°-Winkel halten und Schultern abwechselnd nach hinten kreisen. Die Arme bewegen sich, als

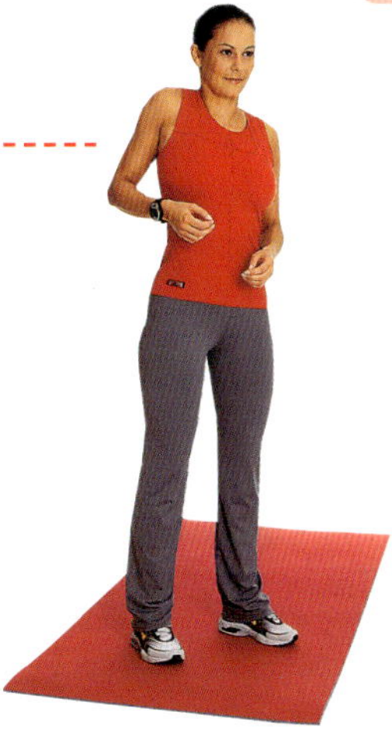

würden Sie ein Rad drehen. *30 Sekunden.* Dann *30 Sekunden* nach vorn kreisen.

2. *30 Sekunden* beide Arme gleichzeitig nach hinten, dabei die Schulterblätter richtig zusammenziehen.

3. *30 Sekunden* nach vorn, hier Schulterblätter auseinander! – Mit einer Runde nach hinten enden!

Die Bewegungen sollten locker und geschmeidig ausgeführt werden.

Rücken mobilisieren

1. Füße mehr als schulterbreit auseinander, Rücken lang, Doppelkinn. Rechter Unterarm auf den Oberschenkel, linke Hand berührt den Bauchnabel.

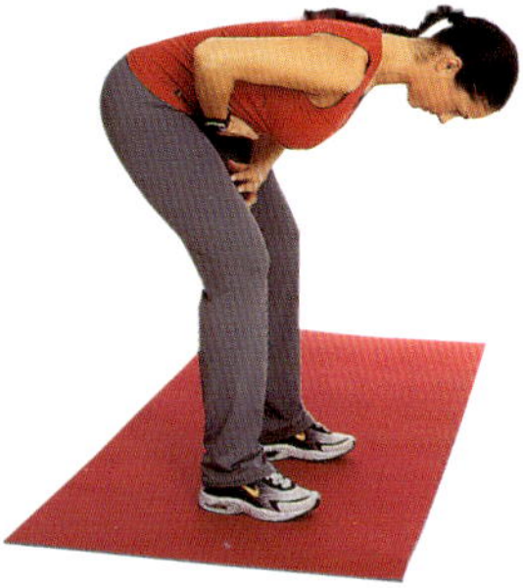

2. Ziehen Sie den Bauchnabel tief zum Rücken ein, kippen Sie die Hüftknochen leicht Richtung Oberkörper, unteren Rücken rund machen.
3. Anschließend machen Sie ein leichtes Hohlkreuz.
Diese zwei Bewegungen abwechselnd und flüssig ausführen. *Jeweils 30 Sekunden.*

Knie beugen und strecken

1. Füße schulterbreit. Mit stabilisiertem Körper die Knie leicht beugen und strecken. Beim Beugen verteilt sich das Gewicht auf den ganzen Fuß; beim Strecken verlagert es sich auf die Fersen, bis die Fußspitzen leicht hochkommen. Knie nicht einknicken lassen! Kinn bleibt innen, Bauch ebenfalls.

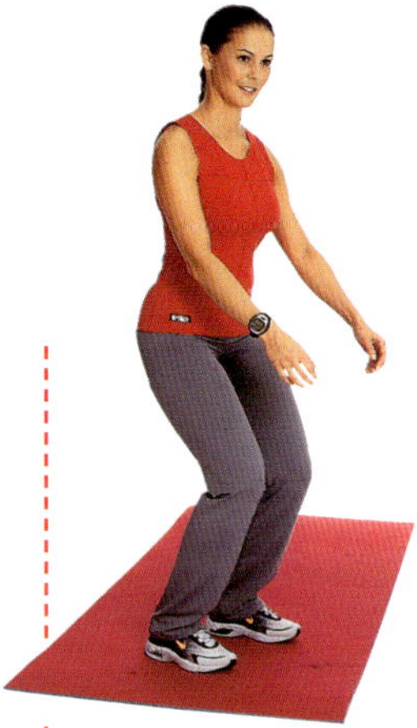

2. Beim Beugen schwingen die Arme leicht nach vorn, beim Strecken kreisen die Schultern nach hinten. *30 Sekunden.* Beine ausschütteln.

Stretching

Manche Experten meinen, dass Stretching vor dem Training nichts nützt, solange Mobilisation und Bewegungen stimmen. Ich empfehle nach der Mobilisation kurze Dehnungen, die neben dem angenehmen Dehneffekt auch Ihren Bewegungsradius austesten. Dieser wird vom Gehirn registriert und dient als Schutzmechanismus.

Vorher und nachher!

➤ Vor dem Training halten Sie jede Dehnung etwa 10 Sekunden. Dann kurz entspannen und nochmal dehnen.
➤ Nach dem Training dehnen Sie erst, wenn Sie zu Ihrer normalen Herzfrequenz zurückgekehrt sind. Die Muskeln sollten »frei« sein – lassen Sie Ihr Training also lang genug locker ausklingen.

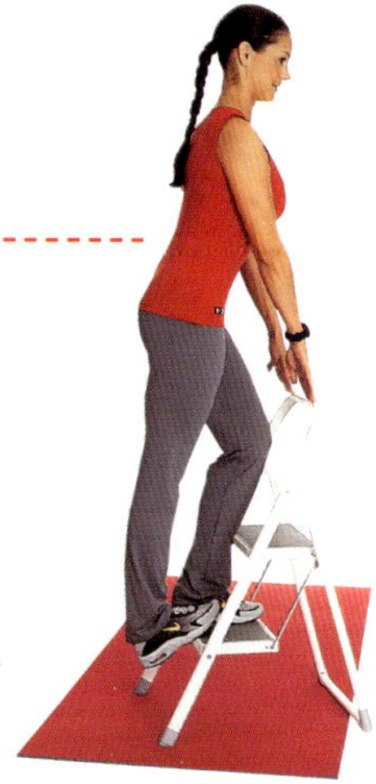

Wadendehnung

1. Stellen Sie sich auf eine Stufe und halten Sie sich fest. Standbein leicht beugen; arbeitendes Bein ganz strecken, nur den Fußballen aufstellen.
2. Drücken Sie die Ferse nach unten. *30 Sekunden halten.*
3. Nun beugen Sie das Knie und dehnen den unteren Teil der Wadenmuskulatur. *Ebenfalls 30 Sekunden halten.*
Bein wechseln.

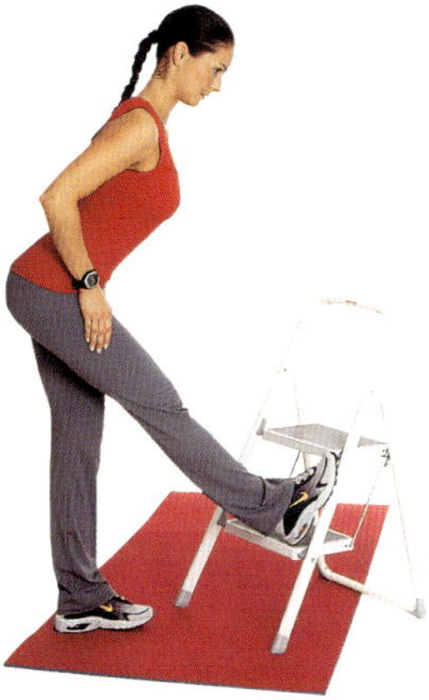

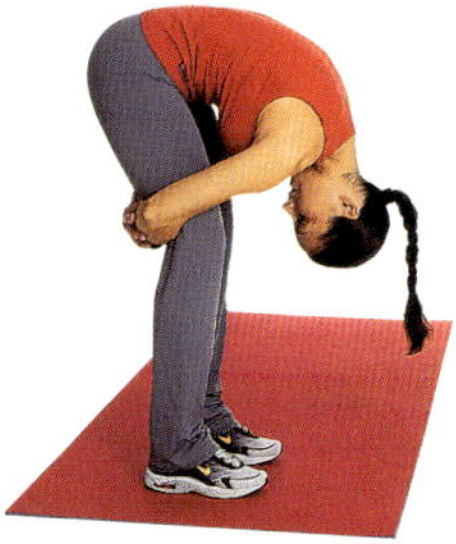

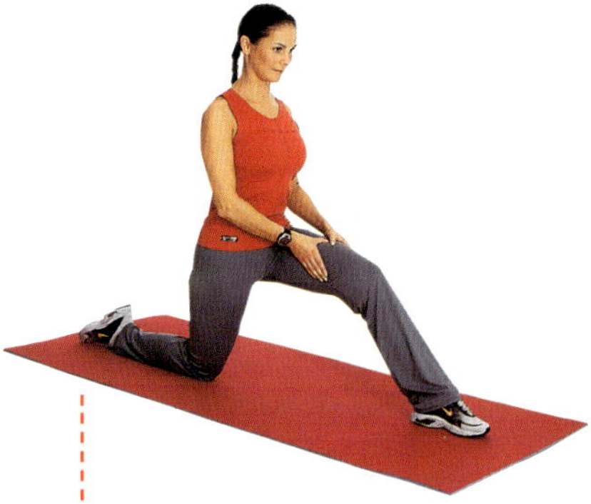

Beinbeugerdehnung

1. Sie stehen gerade, Füße parallel. Eine Ferse auf eine Stufe stellen und Bein ganz ausstrecken. Das Standbein entspannen. Rumpf gerade.
2. Führen Sie Ihren Po nach hinten und leicht nach oben, als hätten Sie Scheinwerfer unten an den Sitzbeinen, die zur Decke strahlen sollen. Bauch innen, Schulterblätter zusammen. Schieben Sie den Po noch weiter zurück und machen Sie ein leichtes Hohlkreuz. Zum Schluss bringen Sie das Brustbein leicht nach vorn. Wenn Sie richtig dehnen, spüren Sie ein kräftiges Ziehen hinten an der Kniekehle aufwärts. *30 Sekunden halten.* Bein wechseln.

Rückendehnung

1. Sie stehen schulterbreit. Halten Sie die Arme hinten um die Kniekehlen, der Kopf hängt locker.
2. Ziehen Sie den Bauchnabel tief Richtung Wirbelsäule. Versuchen Sie den unteren Rücken zu »öffnen«, indem Sie ihn rund machen und rückwärts pressen.

Hüftbeuger- und Quadrizepsdehnung

1. Sie knien am Boden, ein Bein nach vorn in einem 90°-Winkel (kann größer sein, auf keinen Fall kleiner), hinteres Bein weit zurück. (Wenn Sie Knieprobleme haben, legen Sie ein Kissen unter den Unterschenkel). Kopf und Rumpf stabilisieren. Beide Hände auf den Oberschenkel, Fingerspitzen nach außen.
2. Drücken Sie die Hüfte vom hinteren Bein nach vorn, dabei das Gesäß richtig anspannen. Gleichzeitig drücken Sie Ihren Unterschenkel und Fußrücken in den Boden. *6 Sekunden halten.* Sie müssen ein kräftiges Ziehen im Hüftbeuger verspüren. Kurz entspannen.
3. Dann das vordere Bein mehr beugen und tiefer in die Dehnung hineingehen. *30 Sekunden halten.* Dreimal wiederholen und dann das Bein wechseln. Um sich ganz auf die Dehnung zu konzentrieren, halten Sie sich irgendwo fest.

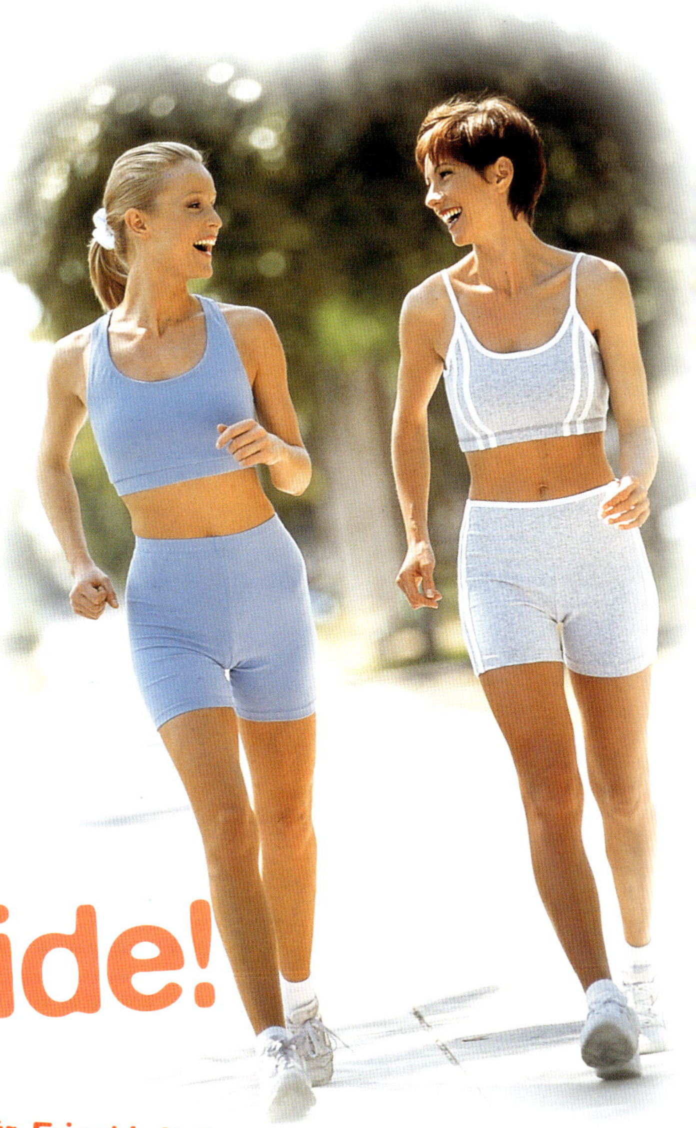

Jetzt kann's endlich richtig losgehen. Mobilisiert und gedehnt, wie Sie nach dem Warm-up sind, können Sie den Fettzellen bedenkenlos einheizen. Sie brauchen nur noch Ihre Turnschuhe (die richtigen!) anzuziehen und sofort anzufangen. Nur vorher noch ein bisschen über die richtige Technik lesen!

Go outside!

Outdoor-Tipps für Frischluft-Fans

Walking für jede(n) und überall

Walking ist das Natürlichste der Welt. Lange hat man von Power-Walking gesprochen. Ich spreche jetzt von »Fitness-Walking«.
Beim Power-Walking wurden lange, unnatürliche Schritte gemacht, um vorwärts zu kommen. Beim Fitness-Walking entsprechen die Schritte eigentlich Ihrer Normalschrittlänge.
Anders ist die genaue Abrolltechnik, Haltung und Bewegung der Arme.

Ein kleiner Test

➤ Testen Sie Ihre Schrittlänge: Einfach normal gehen und spüren, wie Sie sich dabei fühlen. Das Gehen sollte bequem sein.
➤ Testen Sie Ihre Arme: Achten Sie darauf, wie die Arme schwingen. Tun sie das gegengleich zu den Beinen? So ist es richtig!

Die Fitness-Walking-Technik

1. Machen Sie als erstes den Bodycheck: Schultern tief, Schulterblätter zusammen und nach unten ziehen. Bauchmuskeln nach innen ziehen. Brust hoch. Blick nach vorn, Kopf gerade. Nun drücken Sie Ihr Kinn leicht nach hinten, als würden Sie ein Doppelkinn machen.
2. Zuerst ganz normal gehen. Dann setzen Sie bewusst die Ferse auf und rollen ganz deutlich mit dem ganzen Fuß zu den Ballen ab. Die Knie sind dabei locker.
3. Jetzt schauen Sie, dass die Füße genau nach vorn zeigen. Stellen Sie sich vor, Sie gingen auf einer schmalen Linie, etwa einer Straßenmarkierung, die Beine nah beieinander.
4. Halten Sie Ihre Arme ungefähr in einem 60°-Winkel, die Hände sind lockere Fäuste, Handrücken zur Seite. Diese Armposition behalten Sie während des ganzen Walkings bei. Es ist wichtig, immer den Unterarm stabil zu halten. Lassen Sie ihn nicht nach unten schwingen. Halten Sie die Arme nah am Körper und ziehen Sie sie abwechselnd wirklich nach hinten.
Ihr Rumpf bleibt nach vorn gerichtet. Ebenso die Hüften.
5. Wenn Sie Tempo und Intensität steigern, bewegen Sie auch die Arme schneller und kompakter. Der Winkel der Arme bleibt und sie bewegen sich nah am Körper.
Je schneller Sie walken, desto kürzer (!) die Schritte und desto höher die Schrittfrequenz.

tipp:

RICHTIGES WALKING

➤ Schultern tief, Brust hoch, Doppelkinn
➤ Arme im 60°-Winkel
➤ Bauch nach innen ziehen und halten
➤ Ganzen Fuß von der Ferse zum Ballen abrollen
➤ Fußspitzen geradeaus

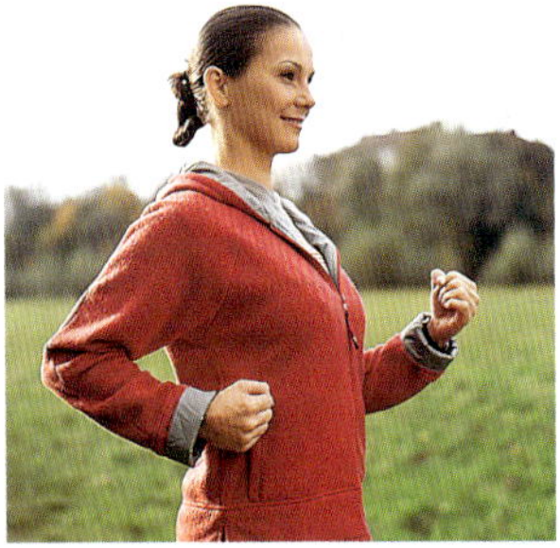

Halten Sie die Arme im 60°-Winkel nah am Körper und ziehen Sie sie abwechselnd nach hinten. Dabei können Sie die Muskeln im mittleren Rücken gut spüren.

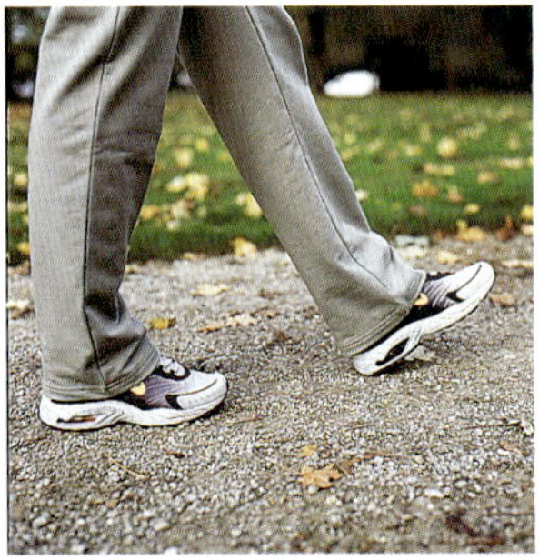

Setzen Sie die Fersen auf und rollen Sie den ganzen Fuß bis zum Ballen ab. Füße weisen nach vorn. Wenn Sie die Füße richtig abrollen, werden die Waden- und Schienbeinmuskeln gut angespannt. Beim Aufsetzen der Fersen werden die Wadenmuskeln dynamisch gedehnt.

Fitness-Walking auf einen Blick

- *Vorteil:*
Keine Stoßbewegungen, kann überall und unauffällig ausgeführt werden.
- *Hauptmuskelgruppen:*
Mittlerer Rücken, breiter Rückenmuskel, Gesäß, hintere und vordere Oberschenkel, Waden und Schienbeinmuskulatur.
- *Intensität:*
Leicht zu steuern. Niedrig bis hoch, je nach Geschwindigkeit. Mehr Intensität ohne höheres Tempo: Walking in den Bergen!
- *Variationen:*
Wandern, Nordic Walking, Retrowalking (Rückwärtsgehen).
- *Körpertyp:*
für alle geeignet, besonders für Birnen- und Paprikafigur.
- *Empfehlungen:*
je nach Intensität für alle geeignet, die normal gehen können. Gut bei Gelenk- und Wirbelsäulenproblemen, Zellulite, als Einstieg zum Laufen.

Nordic Walking

Ein neuer Trend, der vielen sehr viel Spaß machen wird und Abwechslung in das Fitness-Walking-Programm bringt.

Nordic Walking ist überall ausführbar. Ideal ist ein Gelände mit weichem Untergrund, damit Sie die Stockspitzen in den Boden stechen können. Spezielle Gummipads ermöglichen aber auch guten Halt auf Asphalt.
Die Fußtechnik ist die gleiche wie beim Fitness-Walking.

Arm- und Beintechnik mit Stöcken

➤ Die Stöcke sollen Ihrer Größe entsprechen (Körpergröße x 0,7 = Stocklänge).

1. Sie halten einen Stock in jeder Hand, die speziellen Griffschlaufen gewährleisten einen lockeren Armschwung. Der Stock wird parallel zum hinteren gestreckten Bein gehalten, Spitzen zeigen nach hinten-unten. Der Arm ist leicht angewinkelt.

2. Mit jedem Schritt stechen Sie die Stockspitzen in den Boden. Achten Sie darauf, dass die Arme sich immer gegengleich zu den Beinen bewegen: Wenn der rechte Fuß vorn ist, sollte der linke Arm den Stock aufsetzen, etwa in Höhe des rechten Fußes, und sich dann aktiv abstoßen. Während der gesamten Bewegung wird der Arm fast gestreckt gehalten, um möglichst große Muskelgruppen einzusetzen.

3. Wenn Sie den Stock in den Boden stechen, tun Sie das leicht, aber bestimmt. Es geht nicht darum, möglichst tiefe Löcher zu hinterlassen.

4. Wenn Sie das Tempo erhöhen, halten Sie sich an die Technikregeln des Fitness-Walkings (Seite 19). Die Schrittfrequenz wird gesteigert – nicht die Schrittlänge.

Auf einen Blick

- *Vorteil:*
Keine Stoßbelastung für die Gelenke. Fordert auch die Muskeln im Oberkörper.
- *Hauptmuskelgruppen:*
mittlerer Rücken, breiter Rückenmuskel, Schultern, vordere und hintere Seite der Arme, Gesäß, hintere und vordere Oberschenkel, Waden und Schienbeinmuskulatur.
- *Intensität:*
Je nach Geschwindigkeit.
- *Variationen:*
Aufwärmübungen mit den Stöcken.
- *Körpertypen:*
für alle geeignet, besonders für Birnen- und Spargelfigur.
- *Empfehlungen:*
Oft hilfreich bei Schulter- und Nackenverspannungen, allerdings nur, wenn die Stöcke korrekt gehandhabt werden – sonst kann es sogar zu Schulter- und Nackenproblemen kommen! Gut für Übergewichtige und Leute mit Stabilitätsproblemen.

Nein – das ist kein Sommer-Langlauf, sondern Walking mit Stöcken, der neueste Trend. Ideal als Fatburner & Bodystyler!

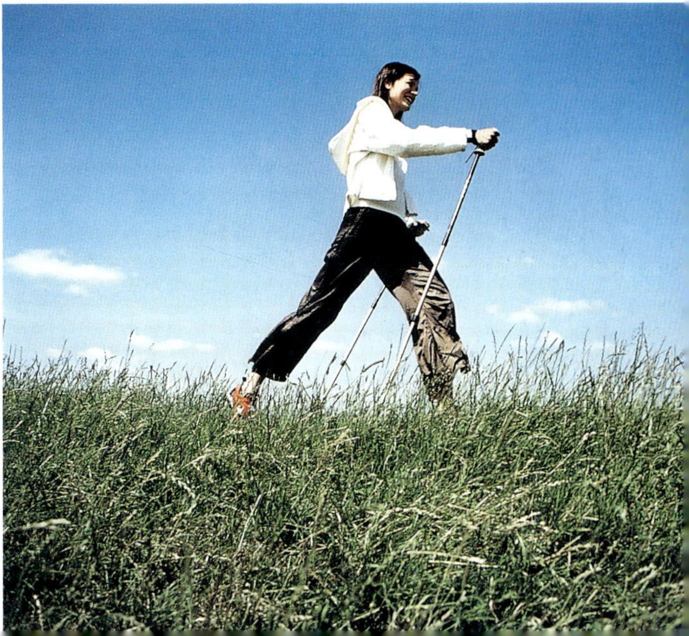

Beflügelt laufen

»Fliegen ohne Flügel, schweben, ohne den Boden zu verlassen« … so beschreiben viele leidenschaftliche Läufer ihr Gefühl beim Laufen. Der eine betreibt es, weil es ihn von Stress befreit, der andere, weil er seine lästigen Kilos loswerden kann. Der eine braucht keine Motivation, um seine Laufschuhe anzuziehen. Er macht es, weil ein Tag ohne Laufen wie ein Tag ohne Sonnenschein ist. Das so genannte »Läufer-High« ist sehr bekannt. Glückshormone werden einfach freigesetzt.

Wie laufen Sie?

Damit Sie in Ihrer richtigen Fettstoffwechselzone trainieren, ist eine gute Lauftechnik besonders wichtig.

»Schweben« – nicht springen

Ein guter, flüssiger Laufstil zeichnet sich durch eine Art gleitende, schwebende Bewegung aus. Die Laufbewegung sollte flüssig und rund sein. Unser natürlicher Bewegungsablauf ist nicht ein plumpes Aufprallen. Instinktiv machen wir das richtig, wenn wir barfuß laufen. Der Kardinalfehler vieler Anfänger: zu lange, unökonomische Schritte und damit ein starkes Heben und Senken des Körperschwerpunktes. Große Kräfte müssen so besonders in der Landephase aufgefangen werden, bei zumeist nicht ausreichend stabilisierter Muskulatur.

Übungen, die helfen

- Zählen Sie mal Ihre Schrittfrequenz pro Minute: Immer die Doppelschritte auf links zählen, dann mit 2 multiplizieren. Ideal bei Männern 170 pro Minute, bei Frauen 150 pro Minute. Bei zu niedriger Schrittfrequenz machen Sie kürzere Schritte.
- »Traben« Sie neben jemandem, der geht. Sie werden sehen: Kurze, ökonomische Schritte sind die Folge.

Was macht Ihr Fuß?

Es gibt drei Bewegungsphasen, während der Fuß Bodenkontakt hat:

1. *Aufsetzen:*
Am häufigsten am äußeren Fersenrand. Ihr Hintermann kann dies bestens erkennen.

2. *Stützphase:*
Das Gewicht ist senkrecht über der Fußmitte. Ein leichtes natürliches Einknicken (Pronation) verteilt die Kräfte auf eine größere Fläche. Haben Sie leichte X-Beine, einen Senkspreizfuß oder sehr elastische Bänder, ist dieses Einknicken zu stark. Lassen Sie sich im Fachgeschäft eine innen verstärkte Einlegesohle anpassen.

3. *Abstoß:*
Hier kommt der entscheidende Impuls für die Vowärtsbewegung über das Abdrücken im Großzehenbereich.

Zwischen der Abstoßphase und der folgenden Landephase haben beide Füße einen Moment keinen Bodenkontakt, Sie schweben.

Ein guter, flüssiger Laufstil führt nur zu einem leichten Auf und Ab des Körperschwerpunktes.

Die Lauftechnik

Wie muss also der Fuß aufsetzen, um diesen Laufstil zu ermöglichen?

Fersenlauf

Häufigster Laufstil für längere Strecken. Nachteil: wenn mit gestrecktem Bein auf der Ferse gelandet wird, kann es zu Überlastungsschäden kommen.

Ballenlauf

Auch Vorfußlauf genannt. Sprinter laufen nur auf dem Vorfuß, aber auch die Weltklasse-Mittelstreckenläufer aus Kenia. Über längere Distanzen ist das jedoch für die meisten Läufer sehr kraftraubend und es treten sehr häufig Achillessehnen-, Waden- und Knieprobleme beziehungsweise Verletzungen auf. Der Kontakt mit dem Boden ist sehr kurz,

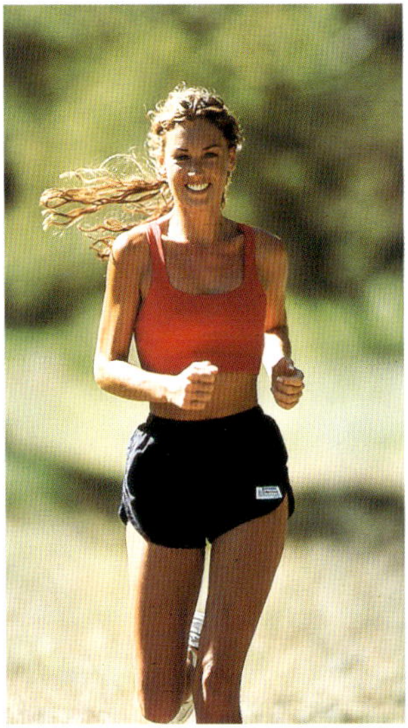

»Fliegen ohne Flügel, schweben, ohne den Boden zu verlassen ...«

dafür sind die zu bewältigenden Kräfte pro Zeiteinheit extrem hoch.

Mittelfußlauf

Ein guter Kompromiss für Jogger und Freizeitläufer ist der so genannte Mittelfußlauf. Hier wird die ganze Sohlenfläche fast gleichzeitig auf den Boden gesetzt. Sie tippen nur ganz kurz außen über die Ferse und rollen dann ab – was unserem Barfußlaufen ähnelt.

Körperhaltung

Körper- und Armhaltung wie beim Walking (Seite 19).

Joggen auf einen Blick

- *Vorteil:*
Kann man überall machen. Fördert die Produktion von Glückshormonen. Perfekte Steigerung von Walking.
- *Hauptmuskelgruppen:*
hintere und vordere Oberschenkel, Waden und Schienbeinmuskulatur.
- *Intensität:*
mittel bis hoch – je nach Geschwindigkeit.
- *Variationen:*
Intervall-Laufen (langsam und schnell abwechselnd), sprinten, traben, zockeln.
- *Körpertypen:*
für Spargel-, Apfel- und athletische (wohlproportionierte) Figur.
- *Empfehlungen:*
eine korrekte Technik ist unentbehrlich. Wenn Sie Knie- oder Wirbelsäulenprobleme oder mehr als 7 kg Übergewicht haben, sollten Sie lieber Walking machen.

tipp:

Besser Laufen

➤ Lauf-Anfänger sollten mit Walking beginnen (Seite 19). Wechseln Sie Walking mit Laufen ab, am Anfang im Verhältnis drei Walk- zu einem Lauf-Intervall. Reduzieren Sie auf 2:1, dann 1:1, bis Sie ganz bequem 60 Minuten durchlaufen können.

➤ Auch Profiläufer sollten sich daran gewöhnen, etwa 3 bis 6 Minuten mit Walking aufzuwärmen. Die Gelenkflüssigkeit wird tatsächlich erst nach 6 Minuten flüssig. Eine Stoßbelastung vom 3- bis 5-fachen unseres Gewichtes stresst Gelenke und Wirbelsäule, lange bevor alles dafür bereit ist.

➤ Als Laufeinsteiger sollten Sie deutlich langsamer laufen, als Sie vorhaben – Ihr Motto sollte sein: lieber langsamer und dafür länger.

➤ Suchen Sie einen guten Laufcoach oder zumindest einen Trainingspartner, der Ahnung vom Laufen hat – ein Vorbild motiviert auch! Eventuell Laufseminare oder eine Laufschule besuchen.

Voll Speed: Inline-skating

Inlineskating war der Trend der 90er Jahre. Mittlerweile ist daraus eine akzeptierte und viel geübte Sportart geworden. Für Inlineskating-Fans ist es der Ausdruck einer Lebensart, die Lust an der Bewegung und der viel zitierte »Spaß an der Freud«, der sie motiviert, auf der Rolle zu bleiben.
Inlineskating ist nicht schwer zu lernen, aber es ist schon wichtig, mit jemandem zu üben, der viel Erfahrung hat und für Sie eine gute Stütze ist!

Die Skates

➤ Kaufen Sie nur Skates, die passen und bequem sind. Sie sollten Ihr Sprunggelenk ausreichend stützen, aber nicht zu eng sein. Vor allem dürfen die Zehen vorn nicht anstoßen. Allerdings wäre ein daumenbreiter Platz vorn (wie in Laufschuhen) zu viel.

➤ Billige Skates sind nicht zu empfehlen, auch wenn sie das TÜV- oder GS-Zeichen tragen, da dies noch nichts über die Qualität der Skates aussagt. Gute Skates fangen ab DM 200,– aufwärts an!

➤ Achten Sie darauf, dass der Innenschuh formstabil und luftdurchlässig ist.

➤ Die Außenschale sollte eine hohe Seitenstabilität aufweisen.

➤ Das Material sollte aus hochwertigem Kunststoff oder auch aus Leder und/oder Nylon sein.

➤ Die Bremse sollte nicht zu hoch angebracht sein. Einfache Bremsklötze müssen austauschbar sein. Inzwischen gibt es Bremssysteme, die dem ABS-System eines Autos ähneln und die Sicherheit auf den Skates erhöhen.

➤ Legen Sie Wert auf gute Kugellager, die der Standardnorm ABEC entsprechen.

➤ Die Schiene, die Schuhe und Rollen miteinander verbindet, muss stabil und aus hochwertigem Material sein.

➤ Tragen Sie immer Schutzbekleidung (Gelenkschützer!) und Helm. Denn stürzen wird jeder mal!

Skating-Tipps

➤ Wenn Sie ein Neuling sind, rate ich Ihnen, ein paar Tage mit einem Profi zu trainieren. Indem Sie sich von vornherein eine gute Technik aneignen, vermeiden Sie nicht nur Verletzungen, sondern machen viel schneller Fortschritte.

1. Wärmen Sie sich immer gut auf, besonders Schultergelenke, Oberschenkel innen und außen (Seite 15).

2. Trainieren Sie Ihr Gleichgewicht, bevor Sie losskaten.

3. Fahren Sie am Anfang immer auf flachen Strecken.

4. Halten Sie Ihr Tempo unter Kontrolle, und lernen Sie mindestens eine Bremstechnik, bevor Sie loslegen.

5. Skaten Sie nur, wenn Sie sich wohl fühlen, nicht müde oder krank sind, damit Sie sich wirklich auf das Skating konzentrieren können.

6. *Skate smart!* Beachten Sie die Verkehrsregeln, fahren Sie in Fahrtrichtung rechts, überholen Sie links und lassen Sie Fußgängern den Vorrang.

Gleichgewichtsübung

➤ Immer zuerst stabilisieren (Seite 13). Dann ein Bein heben und 2 bis 3 Sekunden lang in dieser Position bleiben! Als Steigerung dabei die Augen schließen.

Die richtige Skating-Haltung

1. Stehen Sie möglichst aufrecht. Halten Sie vor allem Kopf und Rücken gerade und lassen Sie die Schultern nicht nach vorn sinken.

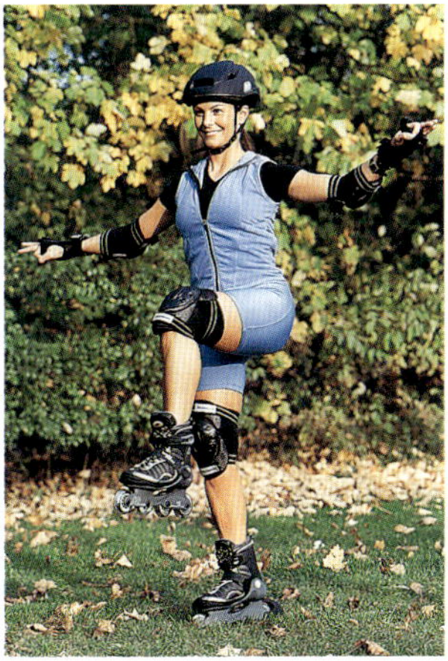

Die Gleichgewichtsübung.

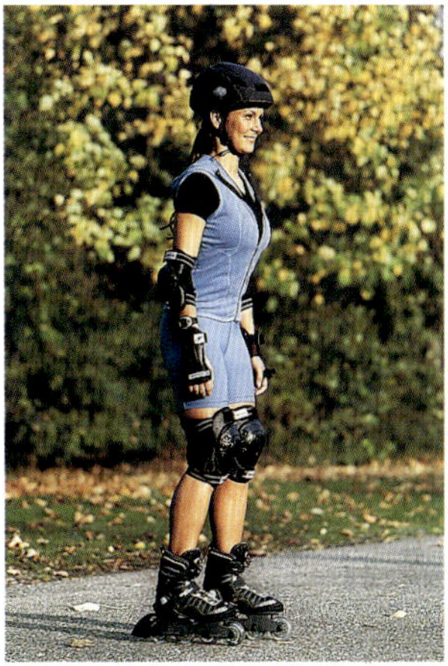

Skating-Haltung: aufrecht, leicht gebeugte Knie, Füße gleichmäßig belastet und hüftbreit parallel.

2. Gehen Sie leicht in die Knie. Skaten Sie nie mit steifen Beinen! In der optimalen Position berühren die Hände die Knie.

3. Stehen Sie immer auf dem ganzen Fuß. Niemals nach hinten lehnen!

4. Stellen Sie Ihre Skates parallel. Sie sollten in der Grundstellung weder nach innen noch nach außen zeigen und höchstens hüftbreit auseinander stehen.

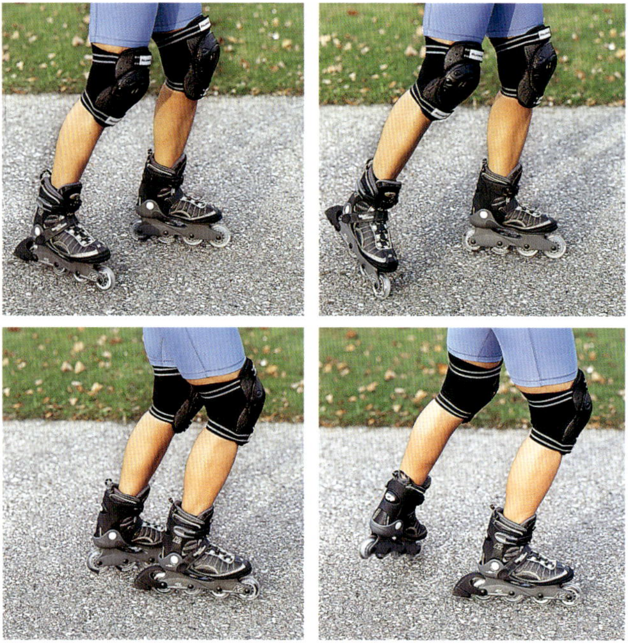

Von oben links nach unten rechts – der Grundschritt: der rechte Fuß gibt Schub, links rollt, rechts hebt ab, setzt vorn auf, links gibt Schub.

Der Grundschritt

➤ Ein Fuß (rechts) schert nach außen und gibt Schub, dadurch beginnen Sie auf dem anderen Fuß (links) zu rollen. Jetzt heben Sie den rechten Fuß leicht vom Boden ab und bringen ihn nach vorn, wo Sie ihn parallel zum anderen Skate aufsetzen. Ab hier fängt das Spielchen von vorn an. Der Abdruck erfolgt immer seitlich, nicht hinten.

➤ Armhaltung wie beim Walking (Seite 19).

- *Vorteil:*
Fördert Konzentration, Koordination und Gleichgewicht. Kein Aufprall – außer, wenn Sie ständig hinfallen.
- *Hauptmuskelgruppen:*
hintere und vordere Oberschenkel, vor allem innere und äußere Oberschenkel und Gesäß.
- *Intensität:*
Am Anfang hoch, später mittel bis hoch.
- *Variationen:*
Ausdauer, Intervall, schnell/langsam, Parcours fahren.
- *Körpertypen:*
für Spargel-, Apfel- und athletische Figur
- *Empfehlungen:*
eine korrekte Technik ist unentbehrlich. Suchen Sie eine(n) gute(n) Lehrer(in).

info:

Und Schwimmen?

Schwimmen ist ein Super-Fatburner – aber outdoor reine Saisonsache. Deshalb stelle ich Sportliches rund ums Wasser im Indoor-Kapitel (Seite 38) vor.

Basis-Know-how für Biker

Erinnern Sie sich an Ihre ersten Versuche, Rad zu fahren? Sicherlich hatten Sie Stützräder, oder? Ihr Vater hat zuerst das eine weggenommen, etwas später das andere. Sie haben gekämpft, um Ihr Gleichgewicht zu halten, um richtig zu lenken. Jetzt geht es leichter ...
Das Fahrrad war früher unser Alltagstransportmittel, damals, als die Leute weniger Gewichtsprobleme hatten. Jetzt ist es auch für Sie sicherlich eher ein Freizeitsport, es sei denn (großes Lob!), Sie fahren jeden Tag mit dem Rad in die Arbeit!
Für diejenigen, die das noch nicht machen: Es wäre ein guter Fatburner-Anfang!

Bevor Sie losradeln: Suchen Sie sich ein Rad, das zu Ihnen passt! Dass Typ und Rahmengröße stimmen, ist die Bedingung für den echten Biking-Spaß.

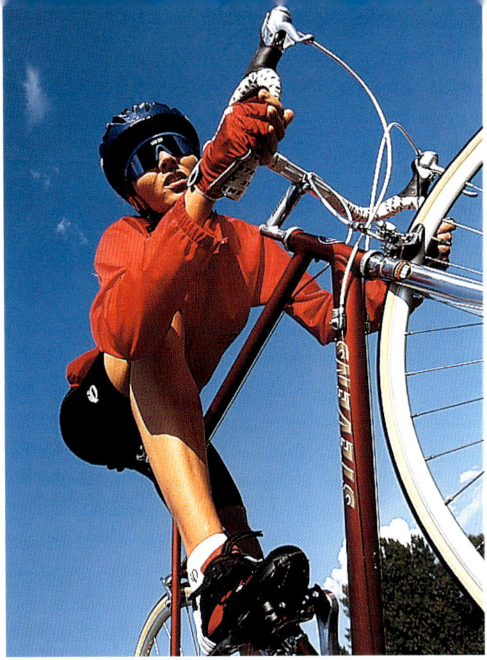

Der Fun-Faktor ist enorm: Rausch der Geschwindigkeit, körperliche Herausforderung, tolle Landschaft, frische Luft, Super-Fatburning ...

Das optimale Rad

➤ Das *Rennrad* ist leicht und schnell, optimal auf guten, asphaltierten Straßen. Beim Geländefahren wird's ganz schön unbequem.
Die Reifen sind schmal und vollgepumpt, was für eine etwas unruhigere Fahrt sorgen kann.

➤ Das *Mountainbike* kann auch sehr leicht sein, je nach Rahmen, und ist fürs Gelände und natürlich fürs Fahren in den Bergen gedacht. Es ist auch total »IN«, damit in der Stadt zu fahren. Die Reifen sind wesentlich breiter, und auf Wunsch können Sie vordere und/oder hintere Federungen haben. Ist beides vorhanden, heißt das »Fully«. Das ist natürlich sehr stoßdämpfend im Vergleich zu einem Rennrad.

➤ Das *Trekkingbike* erinnert viel mehr an die Bikes, die wir als Kinder hatten. Es ist verwandt mit dem Mountainbike, aber Sie sitzen viel gerader. Sie können Straße und einfacheres Gelände gut befahren.

Wahlhilfe

- Wenn Sie sehr sportlich sind und gerne in Wäldern und in den Bergen fahren, ist das *Mountainbike* eine gute Wahl. Wenn Sie lange, gerade Strecken fahren, und Sie genießen (und beherrschen) Geschwindigkeit, wählen Sie lieber ein *Rennrad.*
Der Nachteil bei diesen beiden Bikes: Der Rücken ist ständig rund und der Kopf so angehoben, dass Ihre Halsmuskulatur nach längeren Fahrten ganz schön verspannt sein kann.
- Beim *Trekkingbike* können Sie Ihren Rücken einigermaßen gerade halten und gerade nach vorn schauen. Wenn Sie sowieso schon eine angespannte Nacken- und Schultermuskulatur haben, empfehle ich sehr die Wahl eines Trekkingbikes.

Der Rahmen

Die Rahmengröße des Rades muss zu Ihren Körpermaßen passen. Lassen Sie sich im Fachgeschäft gut beraten!

Wichtig: die Einstellungen

Sattelneigung:
Der Sattel sollte waagerecht sein, sonst rutschen Sie.
Sattelhöhe:
Im Sitzen sollten die Fußspitzen den Boden berühren können und Sie sollten sicher absteigen können – denken Sie an plötzliches Bremsen … Die Beine dürfen aber beim Treten nicht zu stark gebeugt werden. Den Sattel nicht zu tief stellen, sonst leiden Kniegelenke und Oberschenkel.
Lenkerhöhe:
Sie hängt vom Fahrradtyp ab: Der Trekkingbike-Lenker ist höher, Sie können aufrechter sitzen. Bei Renn- und Mountainbike ist der Lenker auf Sattelhöhe. – Ändern Sie Ihre Griffposition während des Fahrens öfter mal, um Verspannungen vorzubeugen.

Biking-Technik

Richtig treten

Sie sollten nur mit den Beinen arbeiten. Nicht mit der Hüfte wackeln oder den Rumpf bewegen. Das Ziel: ein runder, kraftvoller Tritt mit beiden Beinen.

Der Tretzyklus
… wird in vier Phasen unterteilt: Schub-, Druck-, Gleit- und Zugphase.

Die Druckphase ist hauptsächlich für den Vortrieb verantwortlich. Die Gleit-, Schub- und Zugphasen müssen bewusst ausgeführt werden, um den gewünschten runden Tritt, ohne Ecken und Kanten, zu erreichen. Wird dies nicht trainiert, werden die Tritte nur abgehackt sein.

Schalten:
Das Schalten ist mit den neuen Systemen einfach und komfortabel. Um den Tretrhythmus möglichst wenig zu stören und um das Tempo zu halten, sollten Sie rechtzeitig den richtigen Gang wählen. Beim Schalten wird nur der Druck auf das Pedal leicht reduziert, aber der Tretrhythmus nicht unterbrochen.

Körperhaltung

Egal, auf welchem Rad – versuchen Sie immer, bewusst die Schultern unten zu halten. Beim Rennrad und Mountainbike drücken Sie das Kinn immer wieder in Richtung Hals (Doppelkinn). Sie sollten dabei ein angenehmes Ziehen im Nacken spüren. Das hilft, ihn zu entspannen. Beim Anhalten Schultern sinken lassen, Schulterblätter nach unten und in Richtung Wirbelsäule ziehen.

Ausrüstung

- Radhelm
- Radhosen mit gepolstertem Gesäß – oder kaufen Sie einen Sattel mit Gel-Einsatz
- Für Profifahrer(innen) spezielle Radschuhe.
- Eine Bikerbrille schützt die Augen vor Zugluft, kleinen Steinen und Insekten.

● *Vorteil:*
Fördert Konzentration, Koordination und Gleichgewicht. Kein Aufprall.
Baut gute Kondition auf!

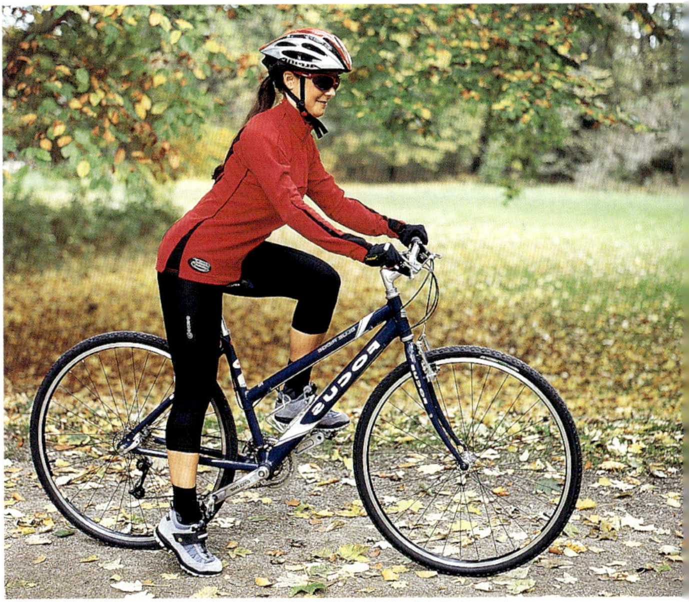

Stimmen Ausrüstung und Fahrtechnik, ist Biken ein idealer Fatburner.

● *Hauptmuskelgruppen:*
hintere und vordere Oberschenkel, Waden und hintere Oberarme.

● *Intensität:*
niedrig bis hoch, je nachdem.

● *Variationen:*
je nach Rad und Strecke andere Beanspruchung.

● *Körpertypen:*
für Spargel-, Apfel- und athletische Figur. Birnenfigur nur in niedrigen Gängen (sonst wird zu viel Muskulatur aufgebaut).

● *Empfehlungen:*
Wenn Sie vorhaben, öfter Fahrrad zu fahren, trainieren Sie Ihren Rücken ganz gezielt. Fahren Sie zu Anfang nicht ewig lange Strecken. Gewöhnen Sie sich die richtige Technik an. Das Fahren sollte Ihnen Spaß machen!

Der Mini-Triathlon: Crosstraining

»Crosstraining« bedeutet, dass Sie verschiedene Ausdauersportarten machen, die optimal Fett verbrennen und durch die Abwechslung verschiedene Muskeln ansprechen. Diese Art zu trainieren wurde in den frühen achtziger Jahren geboren: Damals wurde der Triathlon hauptsächlich bei Läufern, die nach etwas Neuem suchten, populär. Durch die Abwechslung ist der Körper widerstandsfähiger, die Verletzungsgefahr und der Verschleiß verringert. Und durch Crosstraining wird in keinem Körperteil zu viel aufgebaut – der Weg zur Wunschfigur.

Die ersten 1 bis 2 Wochen: Walk/Run

… ist das Geheimnis zur optimalen Fettverbrennung. So oft und so lange gehen wie möglich. Wenn Sie gerne joggen, aber Zellulite haben, ist schnelles Walking die bessere Trainingswahl (Seite 8). Wenn Sie laufen, vergessen Sie nicht, immer zuerst mindestens 6 Minuten Walking als Warm-up zu machen

Das Programm

- Walking: 20 Minuten. Später länger und schneller.
- Wenn Sie Walk/Run im Verhältnis 3:1 machen: 6 Minuten Walking, 2 Minuten Laufen. Später 12 Minu-

Vielseitig ist besser als einseitig: Crosstraining ist das perfekte Bodystyling, weil verschiedenste Muskeln trainiert werden.

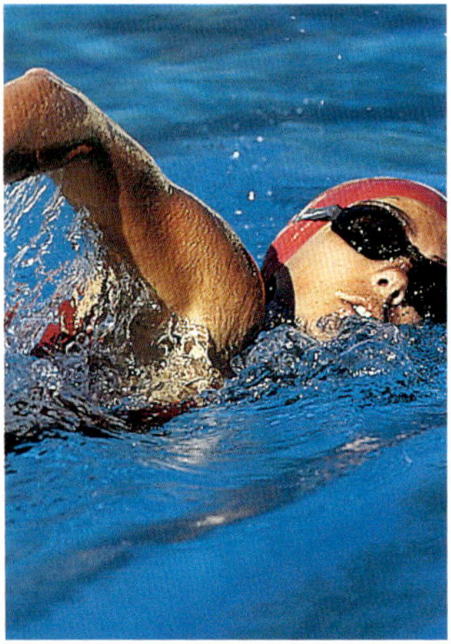

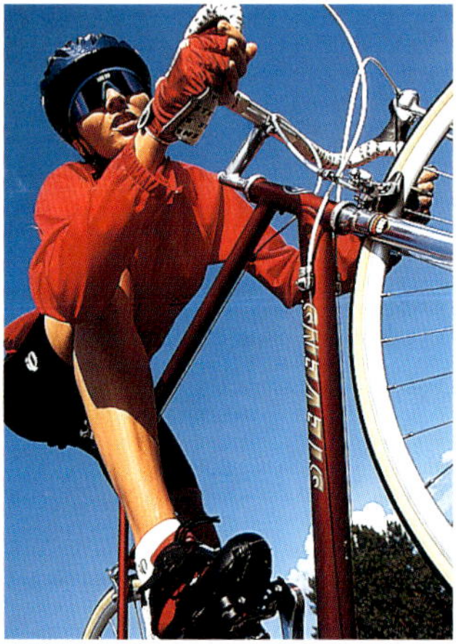

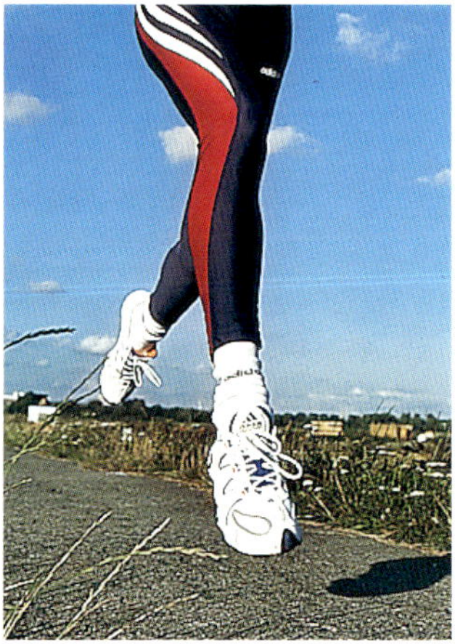

ten Walk/6 Minuten Run im Wechsel.

➤ Für die, die Laufen vorziehen: Warm-up mit 6 Minuten Walk, dann langsam und gleichmäßig laufen; später steigern.

Häufigkeit:

➤ 2- bis 3-mal pro Woche.

Ab der 2. bis 4. Woche:

Fahrrad fahren

Moutainbike, Trekkingrad oder Rennrad

Testen Sie, welches Rad für Ihren Körpertyp und Ihre Bedürfnisse am besten ist (Seite 27). Haben Sie Verspannungen im Nackenbereich, ist ein Trekkingrad besser, da Sie hier gerader sitzen. Gleichmäßig treten! Die Beine sollen in der tiefsten Pedalstellung fast gestreckt sein, aber nicht so weit, dass die Hüften hin und her schaukeln (Seite 28).

Das Programm

➤ 20 Minuten am Anfang, dann langsam steigern.

Häufigkeit:

➤ Ersetzen Sie einen Walking- oder Lauftag mit Fahrradfahren. Wenn Biking Ihnen sehr viel Spaß macht, fügen Sie Ihrem Programm einen Extra-Tag hinzu. Das heißt, zwei Walk/Run-Tage und zwei Biking-Tage.

Ab der 5. bis 6. Woche:

Schwimmen oder Aquajogging

Ob Sie draußen schwimmen können, hängt natürlich vom Wetter ab und davon, ob es ein Freibad oder einen Badesee in Ihrer Nähe gibt. Wenn nicht, (und im Winter) geht's dann eben ins Hallenbad. Brustschwimmen ist gut, wenn Sie keine Hals- und Nackenverspannung haben und Ihre Knie topfit sind. Besser ist Kraulen. Wenn Sie beides nicht können oder wollen, machen Sie »Wasser-« oder »Aqua-Jogging«. Sie benutzen dabei eine Wasserweste oder einen Gurt, die Sie im Wasser aufrecht halten, und dann ahmen Sie die Joggingbewegung einfach nach. Sie bewegen sich zwar langsam vorwärts, aber diese Sportart ist extrem wirksam für das Herz-Kreislauf-System, für die gesamte Muskulatur und massiert dazu die Haut! Mehr darüber auf Seite 39.

Das Programm

➤ 20 Minuten am Anfang – dann langsam steigern.

Häufigkeit:

➤ Ersetzen Sie einen Tag mit Ihrem Wasser-Workout, oder, wenn Sie Zeit und Lust haben, fügen Sie den Wassertag Ihrem Ausdauerprogramm hinzu.

tipp:

TRIATHLON

Wenn Sie mehr Zeit haben, machen Sie doch mal einen echten Triathlon »am Stück«: in der Reihenfolge Schwimmen, Rad fahren und Laufen, jeweils 20 Minuten lang. Viel Spaß dabei!

Indoor-training

Zu Hause, im Studio, sogar im Hotel

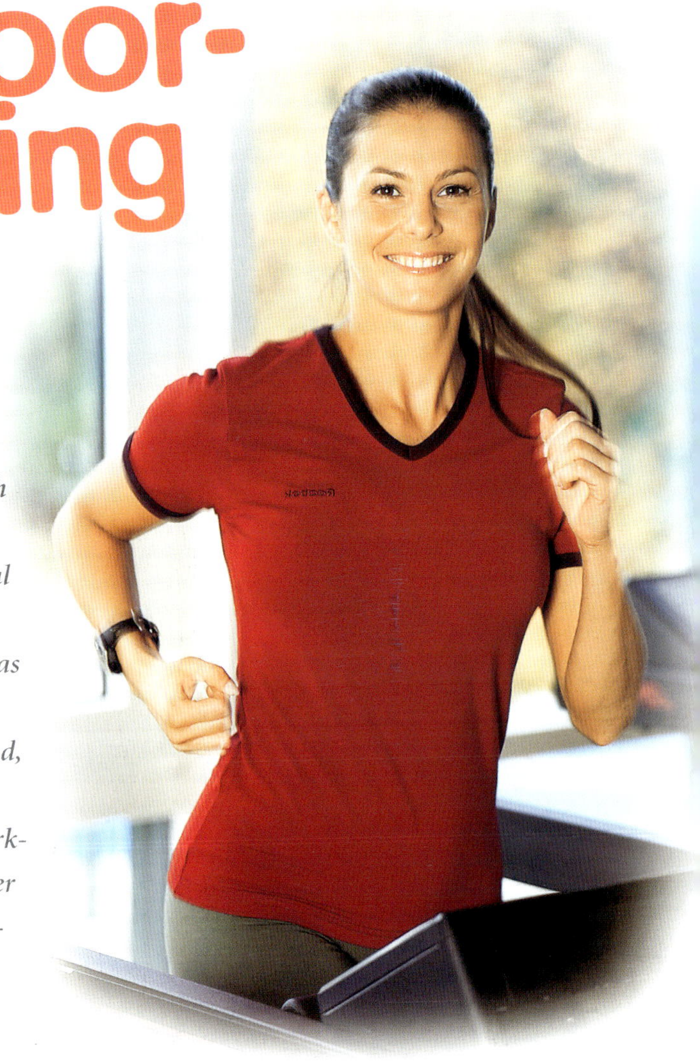

Sie haben weder Park noch Wald in der Nähe und bei Regen schicken Sie nicht mal den Hund vor die Tür? Dann ist Indoor-Training das Richtige für Sie. Wenn Sie viel unterwegs sind, bieten sich Fitness-Studios sogar im Hotel an. Und Workout vor dem Fernseher ist der ideale Fatburner für Couchpotatoes …

Fatburning für In-sider

Perfekte Lösung für K^3:

Ein Hometrainer

Sie müssen heutzutage keinen Palast bewohnen, um ein Heim-Trainingsgerät aufstellen zu können.
Es gibt ausgezeichnete Herz-Kreislauf-Trainingsgeräte – Laufbänder, Ergometer, Stepper oder Elliptical (mehr darüber auf den folgenden Seiten) –, die nicht sehr groß und außerdem zusammenklappbar sind, zu erschwinglichen Preisen.
Laufbänder oder Ergometer vor dem Fernseher oder im Schlafzimmer sind immer öfter zu sehen!
Wenn Sie einen Hobbyraum haben, können Sie sich mit der Zeit sogar ein kleines Fitness-Center einrichten.
Lassen Sie sich im Sportfachhandel oder bei QPT (Adresse Seite 46) beraten. Und probieren Sie die Geräte vor dem Kauf aus!

Für Groupies oder K^3:

Fett verbrennen im Studio

Wie finden Sie das richtige Fitness-Studio?

Schauen Sie sich möglichst mehrere Studios genauer an: Sie müssen sich vor allem in der Atmosphäre und mit den Menschen dort wohl fühlen!

Studio-Check

Weitere Kriterien:
➤ Ein gutes Studio hat Kraftmaschinen, genügend Hanteln und vor allem eine gute Auswahl an Herz-Kreislauf- oder »Cardiogeräten«, zum Beispiel Laufbänder, Elliptical, Stepper, Ergometer und Rudermaschinen.
➤ Gibt es ein Schwimmbecken?
➤ Die Geräte sollen sauber und gut gewartet sein.
➤ Ist das Studiopersonal freundlich?
➤ Wurde Ihnen alles gezeigt und erklärt?
➤ Welche Ausbildung haben die Trainer? Sind sie Diplomsportlehrer, Gymnastiklehrer mit Zusatzausbildung zum Fitness- und Aerobiclehrer, B-Lizenz-Fitness- und Aerobictrainer?
➤ Nehmen die Trainer regelmäßig an Fortbildungen teil?
➤ Ist der Club gepflegt und sauber? Sind die Nassbereiche hygienisch?

➤ Nehmen Sie eine unverbindliche Probestunde.
Und sprechen Sie im Umkleideraum mit den Mitgliedern.

Fitness im Hotel

Wenn Sie viel unterwegs sind und die Wahl haben, suchen Sie ein Hotel aus, das mit einem guten Fitnessbereich ausgerüstet ist.
Fragen Sie am Telefon, was für Cardiogeräte sie haben, wie lange der Fitnessbereich auf hat und ob es dort eine Betreuung gibt!
Die Auswahlkriterien sind wie bei einem Fitness-Center. Ein großer Pluspunkt ist natürlich ein Schwimmbecken!

Kleines Know-how der Cardiogeräte

Alle modernen Herz-Kreislauf-Trainingsgeräte, ob Profi- oder Hometrainingsgeräte, sind relativ leicht zu bedienen.
Ein »Display« oder Bedienungsfeld zeigt Ihnen an, wie viele Kilometer Sie gehen, laufen oder treten, wie viele Treppenstufen Sie gestiegen sind, wie viele Kalorien Sie verbrennen. Sie können die Intensität und den Widerstand mit einem Fingerdruck ändern. Wenn Sie einen Brustgurt tragen, können die meisten Geräte auch die Herzfrequenz anzeigen.

Das Laufband

Der rollende Gehsteig ist perfekt als Ganzkörper-Workout und Crosstrainer in einem. Walking, Laufen oder Walk-Run – alles ist möglich.
Durch die Möglichkeit, bis zu 16% Steigung einzustellen, trainieren Sie Oberschenkel und Gesäß besonders effektiv. Mit Leichtigkeit können Sie so Ihre Intensität erhöhen, *ohne* schnell gehen oder laufen zu müssen.
Es gibt bei fast allen guten Laufbändern Programme wie Hügel-, Zufall- (unregelmäßige Steigungen und flache Strecken gemischt) und Fettverbrennungsprogramme. Oder Sie machen Ihre eigene Kombination.
Durch die Arbeit der Arme und die Stabilisation im Körper (Seite 34) trainieren Sie nicht nur die Beine, sondern auch den Oberkörper!

➤ Falls Sie vorhaben, ein Hometraining-Laufband zu kaufen, achten Sie darauf, dass es motorisiert ist und nicht mit den Füßen angetrieben werden muss. Sie würden sonst garantiert innerhalb einer Minute die Lust am Training verlieren! Wenn Sie wenig Platz haben: Es gibt auch hochklappbare Laufbänder!

Walking auf dem Laufband

Die Technik ist wie beim Walking (Seite 19).

1. Stellen Sie sich auf die Lauffläche und halten Sie sich zunächst an den Griffen fest.
2. Drücken Sie auf Start und lassen Sie die Geschwindigkeit ganz langsam steigen. Zuerst auf 3,0 km. Das ist zwar sehr langsam, aber Sie müssen sich erstmal an den rollenden Untergrund gewöhnen und gleichzeitig an Ihre Walkingtechnik denken.

tipp:

Own Zone

Wenn Sie Ihre Own Zone Low (Seite 6) testen, freunden Sie sich zuerst mit dem Gerät an. Erst dann können Sie Ihre Own Zone ermitteln.

Trampeltier?

Walken und laufen Sie leise! Wenn das Laufband rüttelt und schüttelt, dann rollen Sie nicht richtig ab!

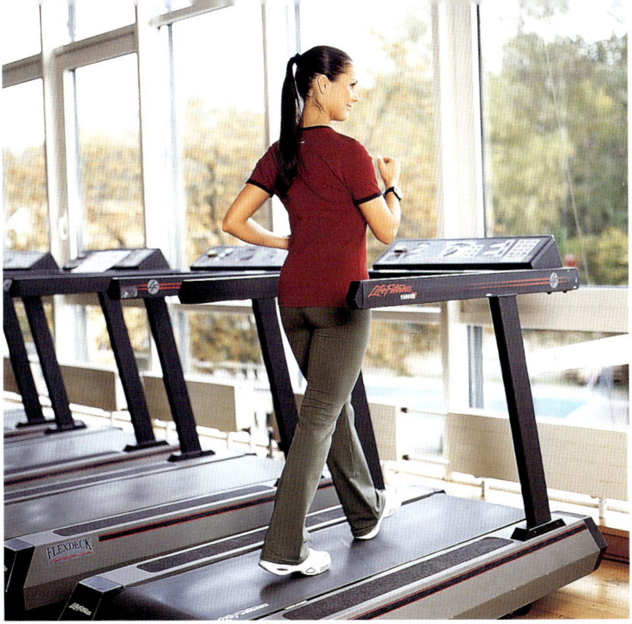

Walking, Laufen oder Walk-Run – alles ist möglich auf dem Laufband. Starten sollten Sie immer mit Walking, auch als Warm-up fürs Jogging.

3. Steigern Sie langsam auf 4,8 km. Das ist ein normales Spaziergangstempo.

4. Nun checken Sie Ihre Technik. Schultern tief, Schulterblätter zusammen, Kinn nach innen, Bauch nach innen. Sie setzen die Fersen ganz bewusst auf und rollen zu den Ballen ab.

5. Nehmen Sie eine Hand von den Griffen. Wie fühlen Sie sich? Sobald Sie sicher sind, nehmen Sie auch die andere Hand weg. Lassen Sie die Hände fallen und leicht und natürlich schwingen. Sobald Sie sich sicher fühlen, beugen Sie die Arme in einem 60°-Winkel und walken wie draußen! Sie haben's geschafft!

6. Sie können das Tempo nun langsam erhöhen, zuerst auf 5,0 km, dann auf 5,5 km, aber schauen Sie auf Ihr Herzfrequenzmessgerät. Wenn Ihre Herzfrequenz zu hoch ist, reduzieren Sie die Geschwindigkeit. Wenn sie zu niedrig ist, erhöhen Sie entweder die Geschwindigkeit oder steigern die Gradneigung um ein paar Prozent.

Sie werden merken, dass es auf einem Laufband viel leichter ist, die Herzfrequenz zu steuern! Somit können Sie optimal in Ihrem Fettverbrennungsbereich bleiben.

➤ Wenn Sie vor einem Spiegel trainieren, können Sie Ihre Walkingtechnik optisch bestens checken!

Laufen auf dem Laufband

1. Fangen Sie mit Walking an und befolgen Sie die gleichen Anweisungen.

2. Wenn Sie sich sicher und aufgewärmt fühlen (nach etwa 6 Minuten!), können Sie das Gerät langsam auf ein Tempo bringen, bei dem Sie nicht mehr bequem gehen können. Es sollte auf jeden Fall mehr als 6–6,5 km/Stunde sein.
Die Technik ist wie beim Laufen im Freien (Seite 23).

3. Vergessen Sie nicht den Cool-down zum Schluß: Machen Sie wieder 5 bis 6 Minuten lang Walking – es sei denn, Sie wechseln zum nächsten Gerät.

Der Stepper

Stairmaster oder Life Steps

Beim Stairmaster oder einem ähnlichen Verfahren sind die Pedale unabhängig voneinander. Bei den Life Steps kommt dagegen das eine Pedal hoch, wenn Sie das andere nach unten drücken. Bei unabhängigen Pedalen müssen Sie mehr auf Stabilisation und Gleichgewicht achten; abhängige Pedale sind für manche leichter zu bewältigen.

➤ Sie sollten auf jeden Fall lernen zu steppen, ohne sich an den Griffen festzuhalten. Sie verbrauchen mindestens 30 Prozent weniger Energie, wenn Sie sich festhalten. Außerdem wird Ihre Muskulatur in der aufrechten Position optimaler trainiert und der Rücken wird geschont. Auch das Gleichgewichtsgefühl wird so trainiert.

➤ Denken Sie an die Stabilisation: Schulterblätter unten und zusammen, Bauch innen halten. Arme wie beim Walking (Seite 19). Achten Sie darauf, dass Rumpf und Hüften absolut vorn bleiben. Keine Drehbewegungen machen. Wenn Sie merken, dass Sie drehen, checken Sie Ihre Stabilisation!

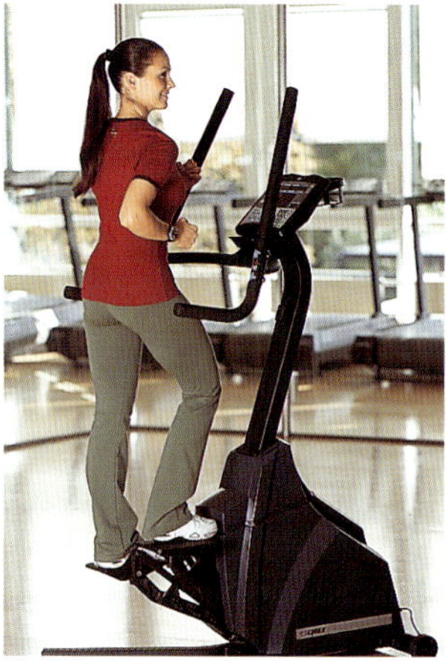

Arme wie beim Walking – so wirkt der Stepper noch effektiver!

- *Vorteil:*
Fördert Koordination und Gleichgewicht.
- *Hauptmuskelgruppen:*
Vordere und hintere Oberschenkel, Gesäß, Hüftbeuger, Waden.
- *Intensität:*
hoch bei Einsteigern, später mittel.
- *Variationen:*
unterschiedliches Tempo, Intervalltraining.
- *Körpertypen:*
für Spargel- und Apfelfigur, weniger für Birnen- und Paprikafigur.
- *Empfehlung:*
Wenn Sie sehr viel sitzen und/oder zu einer Birnenfigur neigen, trainieren Sie lieber auf einem Laufband oder Elliptical. Wenn das nicht geht, trainieren Sie mit geringem Widerstand, höchstens 2-mal pro Woche.

Der Elliptical Crosstrainer

Das Crosstrainingsgerät ist wie ein Cocktail aus Laufband, Fahrradergometer und Stepper. Es ist kein klassisch funktionelles Training, aber dennoch wunderbar schonend – und vor allem macht das Training großen Spaß! Und es ist vielseitig, deshalb der Name *Crosstrainer. Ellipse* beschreibt die runden, gleichmäßigen Bewegungen mit diesen Geräten.

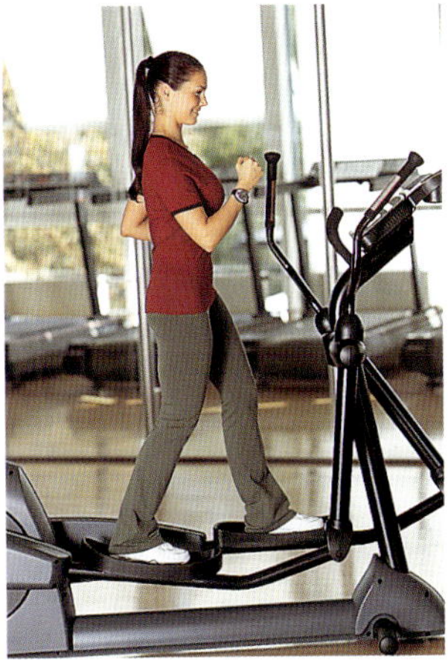

Elliptical: wie ein Cocktail aus Laufband, Fahrrad und Stepper.

➤ Die besten Ellipticals haben ein Motorgehäuse beziehungsweise den Antrieb hinten. Angeboten werden sie mit synchronisierten Arm- und Beinbewegungen oder nur mit Beinbewegungen. Ich bevorzuge die Geräte mit reinen Beinbewegungen, da die Position der Armhebel dazu verführt, mit Rundrücken zu arbeiten.

➤ Sie trainieren auf einem Elliptical genau wie auf einem Stepper oder einem Laufband. Die Armposition ist gleich, Körperhaltung in der stabilisierten Position. Besonders interessant ist die Möglichkeit, auch rückwärts zu treten! Eine schöne Abwechslung für die Muskulatur!

● *Vorteil:*
verschiedene Bewegungsmöglichkeiten in einer Maschine – macht viel Spaß!

Das Fahrradergometer

Das Fahrradergometer ist das älteste und immer noch das populärste Herz-Kreislauf-Trainingsgerät auf dem Markt. Normalerweise sind die Räder selbststromerzeugend, können ohne Kabel oder Steckdose überall betrieben werden. Sie sind leise, deshalb können Sie dabei ohne Probleme mit der Familie fernsehen, ohne sie mit Geräuschen zu stören!

➤ Es gibt zwei verschiedene Typen: Das Sitzergometer, das dem normalen Fahrradfahren ähnelt, und das Liegeergometer.

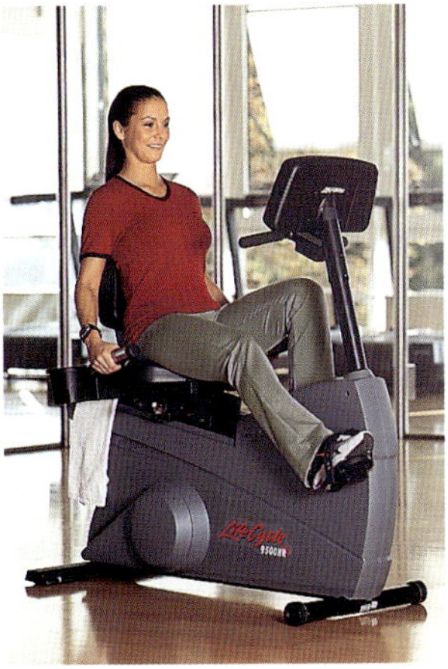

Kennt jeder: Das Fahrradergometer, hier in der Liege-Version.

Beim Sitzergometer spüren viele es mehr in der Oberschenkelvorderseite und beim Liegeergometer – aufgrund der Sitzposition – mehr in der Oberschenkelrückseite.

● *Empfehlung:*
Wenn Sie sehr viel sitzen und/oder auch öfter Fahrrad im Freien fahren, trainieren Sie lieber auf einem Laufband oder Elliptical Crosstrainer.
Das gilt auch, wenn Sie einen Rundrücken haben und/oder eine Birnenfigur.

Das Wasser als »Cardiogerät«

Wasser ist wohltuend – und wenn Sie darin vorwärts kommen wollen, wird das ganz schön anstrengend! Seit langem kennen Therapeuten die positiven Eigenschaften des Wassers und setzen es zur Therapie und Rehabilitation ein. Ob Wassertherapie nach Kneipp oder Wassergymnastik – neben dem »klassischen« Schwimmen gibt es viele Möglichkeiten, das Wasser zu nutzen.

Wassertraining hat auch für Gesunde große Vorteile:

- Das Wasser ist schonend für die Wirbelsäule und die Gelenke.
- Wasser wirkt wie eine Massage oder Lymphdrainage auf die Haut.
- Wasser macht Spaß.
- Wasser beruhigt.
- Wasser macht uns schwerelos.

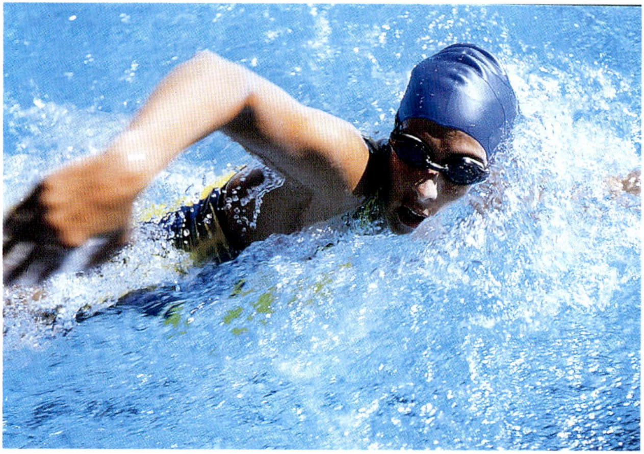

Ein Fatburner ist Schwimmen nur, wenn Technik und Atmung stimmen!

Schwimmen?

Ein gezieltes Fettstoffwechseltraining funktioniert beim Schwimmen nur mit einwandfreier Technik. Ungeübte haben mit der Atemtechnik Probleme, deshalb stellen sich die gewünschten Stoffwechseleffekte nicht ein. Dennoch ist Schwimmen ein gutes Ganzkörpertraining.

- Ich würde ein ganzes Buch brauchen, um Ihnen die notwendigen Anweisungen zu geben. Daher empfehle ich Ihnen, einen guten Lehrer aufzusuchen. Die richtige Schwimmtechnik ist unentbehrlich für Erfolg beim Fettverbrennungstraining.

Schwimmtipps

Wenn Sie bereits schwimmen können, hier einige Tipps:

- Wenn Sie Nackenverspannungen haben, schwimmen Sie lieber Kraul oder Rücken.
- Schwimmen Sie gleichmäßig und benutzen Sie Ihre ganze Muskulatur dabei.
- Lernen Sie die richtigen Atemtechniken, dadurch können Sie länger schwimmen und auch effizienter Sauerstoff aufnehmen.

Auf Nummer Sicher

- Ob im Freibad, Fitness-Center oder Hotel, achten Sie immer auf Hygiene. Schauen Sie in die Umkleidekabinen und Duschbereiche.
- Schwimmen Sie lieber frühmorgens, bevor viele andere im Wasser waren.
- Wenn Sie im See oder Meer schwimmen, beachten Sie Schilder, die auf Strömung oder Sturmwarnung hinweisen.
- Schwimmen Sie nie zu weit raus, ohne dass Ihnen jemand helfen könnte, falls etwas Unvorhergesehenes passieren sollte.
- Niemals gleich nach einer Mahlzeit schwimmen.

- *Vorteil:*
Fördert Koordination und Kraft im Oberkörper.
- *Intensität:*
Kraulen hoch, Brust mittel, Rücken niedrig.
- *Körpertypen:*
Besonders gut für Birnenfigur, da Oberkörpermuskulatur aufgebaut wird.

Aquajogging!

Wenn Sie nie Schwimmen gelernt haben oder Schwimmen nicht ganz so mögen, müssen Sie keineswegs auf den Vorteil des Wassertrainings verzichten.
Alles, was Sie brauchen, ist ein/e Auftriebsgürtel/-weste (im Sportfachhandel erhältlich). Damit bewegen Sie sich wie ein Korken durchs Wasser. Schultertief eingetaucht, wiegen Sie nur noch etwa 10 Prozent Ihres eigentlichen Körpergewichts. Durch das Tragen von Auftriebsgürtel oder -weste können Sie senkrecht stehend im Wasser arbeiten. Das Wasser muss so tief sein, dass Ihre Fußspitzen den Boden nicht mehr berühren. Aquajogging ist nur im tiefen Wasser richtig ausführbar!

Wenn Sie Jogging lieben, es aber eigentlich nicht das Richtige für Sie ist …

…, dann haben Sie eine Alternative gefunden. Mit denselben Bein- und Armbewegungen wie beim Laufen bewegen Sie sich durchs Wasser. Der Wasserwiderstand wirkt der Bewegungsrichtung entgegen und passt sich der Muskelkraft beziehungsweise der erzeugten Bewegungsgeschwindigkeit an.
Der Wasserdruck ermöglicht ein optimales Gefäßtraining und unterstützt den venösen Rückstrom des Blutes. Dies führt dazu, dass das Schlagvolumen des Herzens steigt und gleichzeitig die Herzfrequenz sinkt. Beim Aquajog-

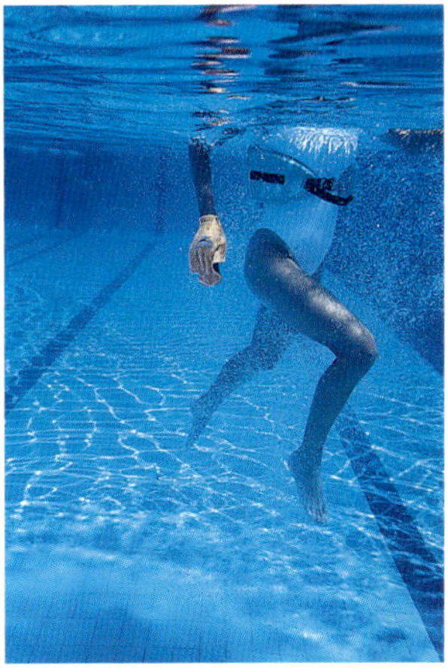

Ideal für Nichtschwimmer und Nichtjogger: Aquajogging.

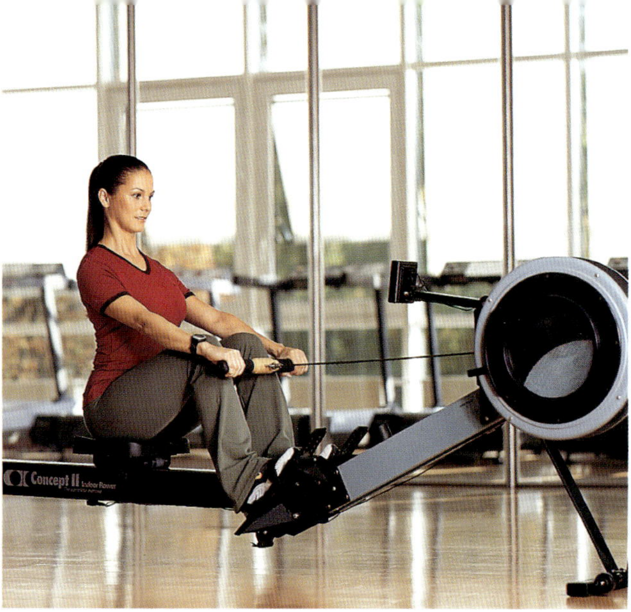

Rudern ist das perfekte Ganzkörper-Fettverbrennungs-Training!

ging sollten Sie sich nicht wundern, wenn Ihre Zielherzfrequenz um etwa 10 bis 20 Schläge pro Minute tiefer angesetzt wird als an Land. Obwohl Aquajogging leichter zu lernen ist als Schwimmen, empfehle ich Ihnen trotzdem, an einem Kurs teilzunehmen oder einen Personal Trainer zu buchen!

- *Vorteil:*
optimal für Nichtschwimmer; leicht zu lernen.
- *Intensität:*
niedrig bis hoch.
- *Hauptmuskelgruppen:*
wie beim Walking, zusätzlich Hüftstrecker.
- *Körpertypen:*
Aquajogging ist besonders für Sie geeignet, wenn Sie eine Birnenfigur haben, wenn Sie zu geplatzten Äderchen und Zellulite neigen.
- *Empfehlung:*
Ich empfehle das Aquajogging allen, die Knie- oder Wirbelsäulenprobleme haben oder mehr als 10 Kilogramm Übergewicht auf die Waage bringen.

Rudern

Der »Concept Rower« (siehe Foto) ähnelt dem echten Rudern am meisten.

➤ Achten Sie darauf, sich stets mit geradem Rücken vor- und zurückzubewegen. Beim Vorwärtskommen nicht rund machen! Denken Sie fest an unsere Stabilisationsposition und halten Sie die Schulterblätter unten und zusammen, Bauch innen.

➤ Die Handgelenke sollten immer in einer Linie mit dem Unterarm bleiben, Ellenbogen nah am Körper. Die Beine dürfen nie durchgestreckt werden – Spannung halten beim Ausstrecken, aber leicht gebeugt lassen!

- *Vorteil:*
Ober- und Unterkörpertraining. Sehr guter Fatburner.
- *Intensität:*
mittel bis hoch.
- *Hauptmuskelgruppen:*
Armbeuger und -strecker, breiter Rückenmuskel, Rückenstrecker, vordere und hintere Oberschenkel, Gesäß
- *Varianten:*
Ändern Sie Ihre Griffposition nach einigen Minuten –

Handrücken mal oben, mal unten (Betonung Bizeps).

● *Empfehlungen:*
Wichtig ist eine professionelle Anleitung! Bei akuten Knie- und Rückenproblemen lieber Fahrrad oder Elliptical!

Indoor Crosstraining

Bringen Sie Abwechslung in Ihr Gerätetraining! Ihre Muskulatur wird es Ihnen sehr danken – und die Zeit vergeht viel schneller. Hier ein Vorschlag für ein Crosstraining im Studio:

Cardio-Zirkeltraining

1. Laufband: 10-minütiges Warm-up mit Walking, Own Zone Low feststellen.
2. Entweder weitere 5–10 Minuten Walking, Laufen oder Walk-Run oder gleich:
3. Ergometer: 5–10 Minuten
4. Elliptical oder Stepper: 5–10 Minuten
5. Rudergerät: 5–10 Minuten

Nach 10 Minuten Warm-up und nur 5 Minuten auf jedem Gerät haben Sie insgesamt schon 30 bis 35 Minuten kontinuierlich trainiert!

➤ Sie können an jedem Gerät die Trainingszeit beliebig verlängern. Sie werden sich wundern, wie schnell die Zeit vorbeigeht! Und wie viel Spaß es macht, Ihr Fett auf diese Weise zu verbrennen.

➤ Wenn Sie Zeit und Lust haben, können Sie den Zirkel nochmals wiederholen.

➤ Wählen Sie die Geräte so, dass Sie abwechselnd im Stehen und Sitzen trainieren.

Beim Crosstraining wird jedem Muskel was geboten ...

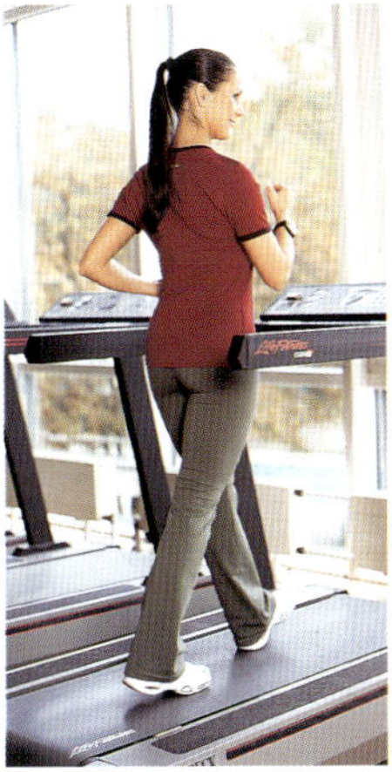
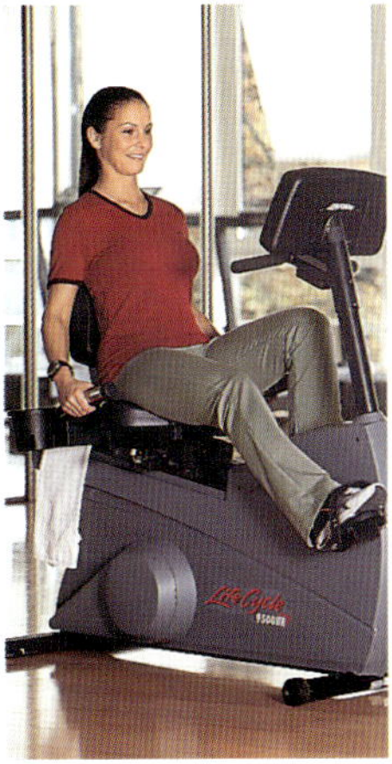
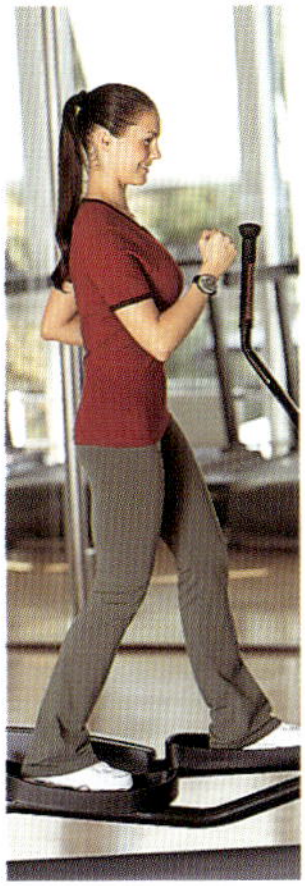
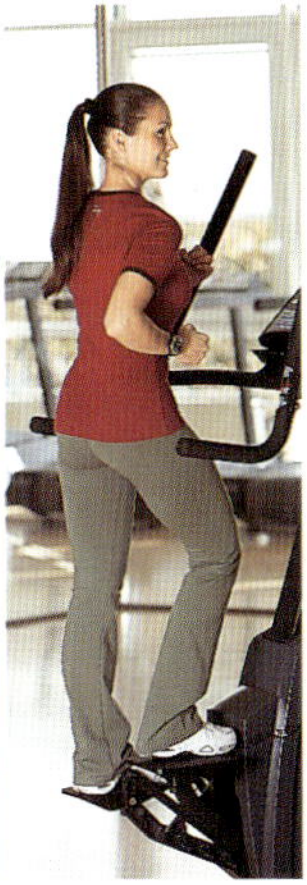
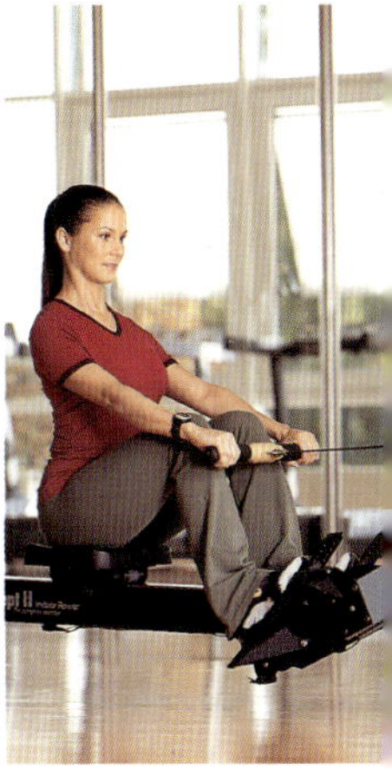

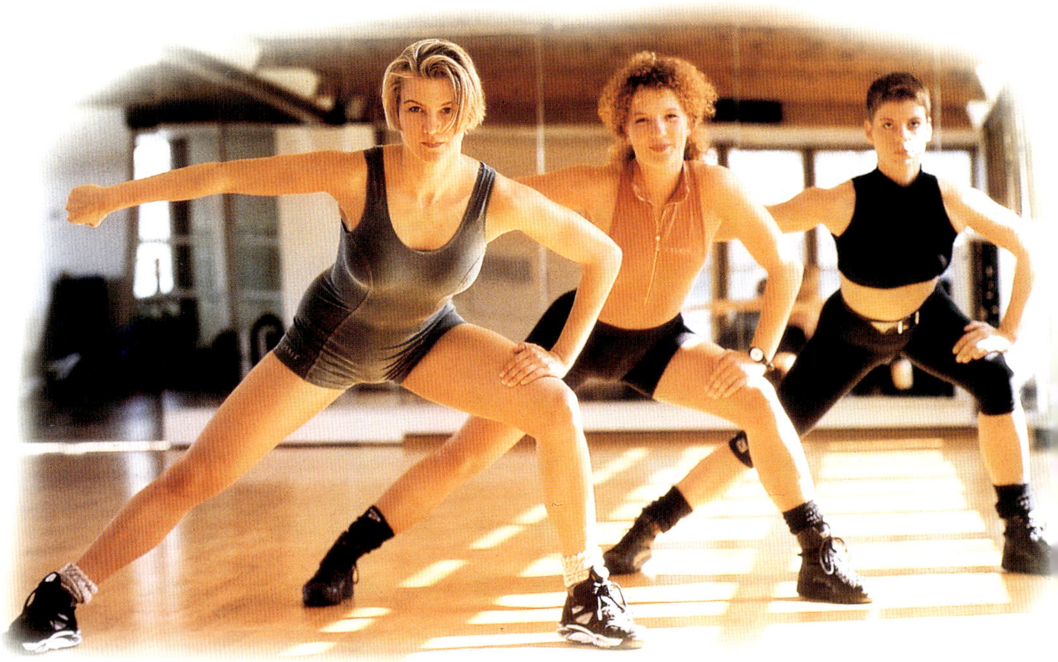

Gruppen-dynamik

Fatburning im Team!

Als »Groupie« haben Sie gerne Leute um sich. In der Gruppe und mit Musik kommt dann richtig Power auf. Hier stelle ich Ihnen drei Varianten vor mit Extra-Spaßfaktor und Fatburner-Garantie!

Aerobics!
Aber richtig!

Aerobic oder *Aerobics* ist der Oberbegriff für alle Herz-Kreislauf-Trainingskurse, die in einem Fitness-Center angeboten werden.
Als Jane Fonda Anfang der 80er Jahre mit Aerobic-Kursen anfing, war dieses Training zu aktuellen Musikhits nicht besonders strukturiert oder gelenkfreundlich. Es war eher eine wilde Hüpferei.
Heute stimmen Aufbau und Anforderungen – wenn der Trainer gut ausgebildet ist.

Wählen Sie aus

Lassen Sie sich im Studio die Unterschiede zwischen den Kursen erklären. Was sind die wichtigsten Auswahlkriterien für Fatburnerkurse?

- Ist der/die Trainer(in) richtig ausgebildet?
- Empfehlen sie die Benutzung von Herzfrequenzmessgeräten oder bieten sie »Own Zone«-Kurse an (Seite 6)?
- Bauen sie den Kurs langsam und systematisch auf, damit Ihre Herzfrequenz auch langsam steigt?
- Korrigieren sie die Teilnehmer?
- Ist das Musiktempo angemessen und die Musik nicht zu laut?
- Sind die Schritte (Choreographie) leicht nachzuvollziehen, kommen Sie mit?

Wenn Sie nicht alle sechs Fragen mit Ja beantworten können, suchen Sie andere Kurse oder ein anderes Studio.
Ist die Trainingsintensität zu hoch oder zu niedrig für Sie, werden Sie auf Dauer nicht erfolgreich Fett verbrennen. Werden Sie nicht korrigiert, trainieren Sie möglicherweise in Ihren Dysbalancen (Ungleichgewicht der Muskelstärke). Dadurch können sich bestehende Fehlhaltungen verstärken. Das kann zu chronischen Verletzungen führen.

Trainieren Sie »smart«

Wechseln Sie die Kurse ab. Besuchen Sie einmal pro Woche einen Low-Impact-, einen Spinning- und einen Stepkurs. Zweimal pro Woche Muskelausdauertraining und/oder Rücken- und Stretchingkurse.

Low Impact Aerobic
oder Own Zone »Moves«

Diese Aerobic-Form bietet systematische Bewegungsabläufe zu Musik, die leicht nachvollziehbar sind. Low Impact bedeutet, dass immer ein Fuß am Boden bleibt. Das Warm-up ist so aufgebaut, dass Sie Ihre Own Zone (Seite 6) ermitteln können.

Eine Liste mit Own-Zone-Trainingsmöglichkeiten gibt's bei der Adresse auf Seite 46.

Step-Training

Aerobic-Variante, bei der Sie auf eine kleine Plattform rauf und runter treten. Zu Musik macht das viel Spaß.
Das Original-Step-Training wurde vor über 10 Jahren von der Firma Reebok und Kelly Watson in Zusammenarbeit mit der Universität San Diego entwickelt.

Ich nenne Ihnen hier 14 Regeln, die Sie beachten sollten. Wenn Ihr(e) Trainer(in) dagegen verstößt, dann sollten Sie überlegen, ob der Kurs Ihnen wirklich gut tut.

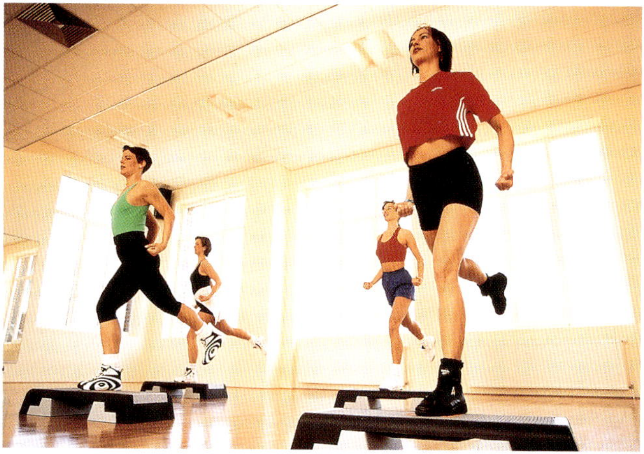

Step smart: Zu heftig sollte es nicht werden, sonst ist's Essig mit der Fettverbrennung. Und wie immer ist die richtige Technik sehr wichtig!

Smart Step: 14 Regeln

1. Beim Hochheben der Plattform aus den Beinen arbeiten und nicht aus dem Rücken.
2. Die Höhe der Plattform der Körpergröße anpassen.
3. Stets eine gute Körperhaltung. Stabilisieren!
4. Knie entspannt, nicht blockiert halten, aber nicht zu sehr in die Knie gehen.
5. Regelmäßigen Blickkontakt mit der Plattform halten.
6. Armbewegungen erst, wenn Fußarbeit vertraut ist.
7. Fuß in der Mitte der Plattform aufsetzen.
8. Beim Hinaufsteigen erst die Ferse aufsetzen und dann zu den Zehen abrollen.
9. Weich auftreten – nicht stampfen.
10. Beim Runtersteigen Fußballen zuerst. Ferse bleibt dann am Boden, nicht federn.
11. Belastetes Bein niemals über 90° beugen.
12. Keine Drehungen auf dem belasteten Bein.
13. Niemals rücklings hinauf-/herabsteigen (keine Rückwärts-Turnsteps).
14. Das Musiktempo sollte keinesfalls zu schnell sein (nicht mehr als 128 bpm).

- *Vorteil:*
Dass die Plattform höhenverstellbar ist, macht Step Aerobic maßgeschneiderter als andere Kurse und vielseitiger für die Muskulatur als der Stepper (Seite 36).

- *Intensität:*
Ist die Herzfrequenz zu hoch, werden Sie kein Fett verbrennen und Ihrem Körper langfristig mehr schaden als nutzen. Zu wenig Intensität bringt es aber auch nicht.

- *Körpertypen:*
Bei der Birnenfigur kann es zu unerwünschtem Aufbau an Gesäß und Oberschenkeln kommen, wenn Sie zu oft steppen.

- *Empfehlungen:*
Vermeiden Sie Kurse, in denen viele Drehbewegungen gemacht werden. Ihre Knie werden es Ihnen danken.

Indoor-Cycling

Indoor-Cycling – das ist Fahrradfahren auf einem speziellen stationären Fahrrad (Cycle oder Bike). *Spinning* war das erste Indoor-Cycling-Programm. Johnny G – der Erfinder vom Spinning – hat einen Wahnsinnstrend ausgelöst.
Das spezielle Spinning-Feeling, Supermusik und die Motivation in der Gruppe haben noch fast jeden überzeugt!

Spinnen Sie richtig!

- Sattelneigung und -höhe sowie Lenkradstellung müssen stimmen.
- Achten Sie immer auf die richtige Handposition bei den drei Fahrtpositionen.
- Ellenbogen unten und innen.
- Schultern tief halten und Doppelkinnposition beibehalten, damit keine Verspannung im Nacken entsteht.
- Schnürsenkel wegstecken.
- Immer mit dem korrekten Widerstand arbeiten.

- *Vorteil:*
Indoor-Cycling ist abwechslungsreich. Durch die drei Fahrtpositionen – Flachfahren, Bergfahren, Running – benutzen Sie verschiedene Muskelgruppen, werden deswegen nicht so müde und es macht einfach mehr Spaß!
- *Intensität:*
Ein guter Trainer arbeitet mit Herzfrequenzvorgaben, idealerweise mit dem Own-Zone-Test (Seite 6) zu Beginn. Passen Sie wirklich auf, dass der Trainer auf die richtige Technik und Herzfrequenz achtet. Durch die motivierende Musik und einem zu eifrigen, unerfahrenen Trainer können Sie leicht die ganze Stunde anaerob trainieren (Seite 4), und die Energie wird hauptsächlich aus den Kohlenhydraten gewonnen. Dann ist von Fettverbrennung keine Rede.
- *Körpertypen:*
Vorsicht mit zu viel Widerstand und zu vielen Spinning-Einheiten pro Woche. Das könnte dazu führen, dass Sie die Oberschenkel unerwünscht aufbauen.

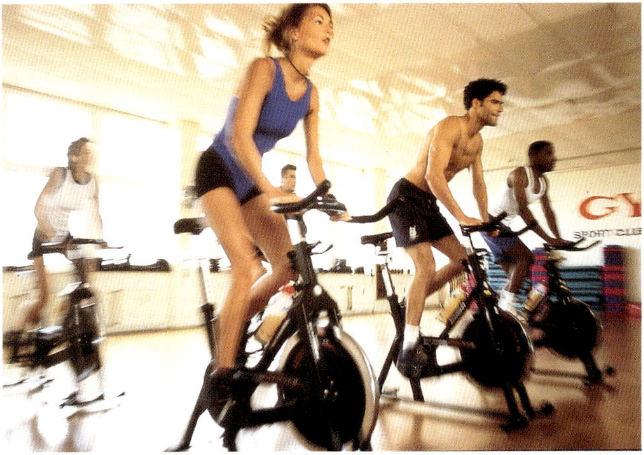

Spinning – zur Zeit der absolute Hit in der Fitness-Szene!

Gesucht – gefunden

Buchtipps

Zur Ernährung

Kenneth H. Cooper: Gesundheitsfaktor Ernährung; BLV Verlagsgesellschaft mbH, München

Marion Grillparzer: Fatburner – So einfach schmilzt das Fett weg; *und:* Fatburner. Das Ernährungsprogramm – mit Fett-weg-Garantie; Gräfe und Unzer Verlag, München

Marion Grillparzer/Martina Kittler: Fatburner-Rezepte; Gräfe und Unzer Verlag, München

Angelika Illies: Rezepte gegen Cellulite; Gräfe und Unzer Verlag, München

Noch mehr Infos in Sachen Fitness

Jennifer Wade: Personal Fitness Training; Cormoran Verlag, München

Covert Bailey: Fit oder fett?; Habegger AG, CH-Derendingen

James Gavin/Nettie Gavin: Psychology for Health Fitness Professionals; Human Kinetics, Leeds, United Kingdom

Ludwig Geiger: Ausdauertraining – Sportmedizinischer Ratgeber; Copress-Verlag, München

K. Hottenrott/M. Zülch: Ausdauertrainer Radsport; Rowohlt TB-Verlag, Reinbek/Hamburg

Ron A. Johnson: Inline-Skating Rollerblading easy; Humboldt-TB-Verlag Jacobi KG, München

H. Steffny/U. Pramann: Fit For Fun – Perfektes Lauf-Training; Südwest Verlag, München

Ulrich Strunz: Forever Young. Das Erfolgsprogramm; Gräfe und Unzer Verlag, München

Hilfreiche Adressen

QPT® Personal Training Network, Postfach 15 11, 82305 Starnberg
E-Mail: qptwade@hotmail.com

Fitness-Studios, die ich besonders empfehle:

Squash Insel Süd Sports Club
12277 Berlin

Kaifu-Lodge
20149 Hamburg

Alma Sports
40549 Düsseldorf

Physio Fitness
81739 München

Sport Scheck Fitness Station
85774 Unterföhring

Eine kostenlose Liste von Own-Zone-Kursen erhalten Sie bei:
Own Zone Health Club Program
Telefon: (0221) 94 80 06 11
Fax: (0221) 94 08 06 20
E-Mail: Ute.Haas@polar.fi

Fragen zur Ernährung können Sie richten an:

Dr. Gudrun Starringer
E-Mail: Kirchmair@t-online.de

Fragen zu Essproblemen:

ANAD e.V. pathways – Beratung und Therapie bei Essstörungen
Seitzstr. 8, 80538 München
Telefon: (089) 24 23 99 60
www.ANAD-pathways.de

Dick & Dünn e.V. – Beratungszentrum für Essstörungen
Innsbrucker Str. 25, 10825 Berlin
Telefon: (030) 854 49 94

Dank

Folgenden Experten danke ich für ihre Unterstützung:

Mag. Werner Schwarz, Sportwissenschaftlicher Koordinator, Uni Wien

Bettina Heinrich, Diplom- Sportlehrerin, QPT

Harald Beitat, Diplom-Sportlehrer, Mitglied der Laufakademie Thomas Wessinghage

Michael Stahl, Inline-Instructor DIV, mehrfacher Inlinemarathonfinisher

Christian Röhrs, Mastertrainer Excel Nordic Walking

Einen besonderen Dank für ihre Mitarbeit an Ute Haas, Diplom-Sportlehrerin, Polar Electro GmbH Deutschland

Sachregister

Über die Autorin

Jennifer Wade ist Deutschlands bekannteste Fitness-Trainerin: 1948 in Detroit (USA) geboren, seit 1974 in München. Staatlich geprüfte Tanzpädagogin, Tanzausbildung an der School of American Ballet, Ausbildung in Fitness und Aerobic. Beraterin für Firmen der Fitnessbranche. Gründung und Durchführung der QPT®-(Qualified Personal Trainer)-Ausbildung in Deutschland und Österreich. Konzeption und Moderation einer Fernseh-Fitness-Serie und von Fitness-Videos. Zahlreiche Veröffentlichungen.

Dank

Wir bedanken uns bei den Firmen Karstadt und Rabe, München, die uns freundlicherweise Sportausrüstung zur Verfügung stellten. Der »Sport Scheck Fitness Station Unterföhring« danken wir dafür, dass wir in ihren Räumen fotografieren durften.

Ein spezieller Dank an Claudia Schmidt für ihren Einsatz als Fotomodell!

Wichtiger Hinweis

Die Ratschläge des vorliegenden Buches wurden sorgfältig recherchiert und haben sich in der Praxis bewährt. Alle Leserinnen und Leser sind jedoch aufgefordert, selbst zu entscheiden, ob und inwieweit sie die Anregungen aus diesem Buch umsetzen wollen. Autorin und Verlag übernehmen keine Haftung für die Resultate.

Bildnachweis

Fotoproduktion:
Martin Wagenhan
Styling: Susa Lichtenstein

Weitere Fotos:

GU: S. 13 (Studio R. Schmitz)
Jahreszeiten-Verlag: S. 21 (A. Reinke)
Jump: S. 1, 23, 27, 30, 45 (Kristiane Vey); S. 4, 38 (Leonhard Lenz); S. 39 (M. Sandkühler); S. 42, 44
Jürgen Reich: U4
The Stock Market: S. 18 (Michael Keller)
Zefa (Leonard Lenz): Titelbild

Impressum

Redaktionsleitung: Doris Birk
Projektleitung: Silvia Herzog
Redaktion und Gestaltung: Felicitas Holdau
Layout: Heinz Kraxenberger
Umschlag: independent Medien-Design
Herstellung: Helmut Giersberg
Lithos: W & Co., München
Druck/Bindung: Alcione, Trento

ISBN 3-7742-5529-6

Auflage	5.	4.	3.	2.	1.
Jahr	05	04	03	02	01